tredition®
www.tredition.de

Klaus Richter, Raphael Richter (Hrsg.)

Herzenssache Deutsches Lauftherapiezentrum

DLZ-Reden und -Schriften Wolfgang W. Schülers aus 25 Jahren aktiver Vereinszugehörigkeit

tredition®
www.tredition.de

Umschlag, Illustration: *Raphael Richter*
Cover-Foto: © *Torsten Schubert*
Autoren (in alphabetischer Reihenfolge):
Klaus Richter, Raphael Richter, Wolfgang W. Schüler, Alexander Weber

Verlag & Druck: tredition GmbH, Hamburg

ISBN
978-3-7469-2275-1 (Paperback)
978-3-7469-2276-8 (Hardcover)
978-3-7469-2277-5 (e-Book)

Das Cover-Foto, das aus dem Jahre 2013 stammt, zeigt von links nach rechts Wolfgang W. Schüler, Prof. Dr. Alexander Weber und Klaus Richter, D.Th. bei der Präsentation eines gemeinsamen Buches.

Inhaltsverzeichnis

Geleitwort

von Alexander Weber

Bücher zum Thema Laufen füllen die Regale in Metern. Ihre Anzahl wuchs im letzten halben Jahrhundert proportional mit dem Laufboom hierzulande und anderswo in der Welt. Laufen hat viele Facetten, das bekunden allein schon die verschiedenen Buchtitel. Und bereits hier zeigt sich: die Ratgeber dominieren den Buchmarkt. Verwunderlich ist dies nicht. Der Sitzmensch von heute braucht als Ausgleich körperliche Bewegung und, wie es scheint, die richtige Anleitung dazu. Die Verbesserung der allgemeinen Fitness und des Wohlbefindens setzt zielgerichtetes Handeln voraus. Erfolg ist mit Einsatz verbunden, ist eine abhängige Größe von Wille, Motivation und Methode. Das langsame, ausdauernde Laufen, in der Anstrengung zwischen ganz leicht und ein bisschen schwer, erweist sich als ein Bewegungsmittel von besonderer Qualität - gerade auch im Bereich der individuellen Gesundheitsförderung. Das ist wissenschaftlich gut belegt, inzwischen wohl auch hinlänglich bekannt.

Für mich ist es eine Ehre und gleichermaßen ein Vergnügen, zum wiederholten Male das Geleitwort für ein Buch zu schreiben, das meinem langjährigen Weggefährten, Mitstreiter, Kollegen und Freund Wolfgang W. Schüler gewidmet ist. Persönlich begegnet sind wir uns anfänglich im Kontext der Wochenendseminare zur Lauftherapeutenausbildung im Jahre 1993. Im Kreis seiner Mitkursanten machte Wolfgang Schüler früh auf sich aufmerksam, nicht durch häufige Wortmeldungen, vielmehr durch den Gehalt seiner Beiträge. Ich möchte hier keine Elogen singen - das geschieht in diesem Buch an anderer Stelle. Gleichwohl muss konstatiert werden, dass Wolfgang Schüler bereits im frühen Stadium seiner Lauftherapeutenkarriere Zeichen setzte, und zwar als kreativer Mitdenker und kooperativer Gestalter neuer Aus- und Weiterbildungsgänge in Bereichen der „Praktischen Lauftherapie". Dazu zwei Beispiele:

Als Sprecher des Aus- und Weiterbildungskurs III war ihm angetragen, am 15. 4. 1994 die Begrüßungsrede zur Eröffnung des neuen Kurs IV zu halten. Zu dieser Zeit hatte die Lauftherapie erst eine kurze Geschichte. In seiner Rede postulierte er, dass sich die Lauftherapie dann produktiv entwickeln könne, wenn diese Dreifachaufgabe gelänge: Erstens gängige Praxis breit zu streuen, zweitens neue, eigene Fragen zu formulieren und praxisrelevant zu bearbeiten, drittens den Boden für eine allgemeine Ermutigung zur organisatorischen und inhaltlichen Mitarbeit im Deutschen Lauftherapiezentrum (DLZ) fruchtbar aufzubereiten.

Ein Jahr nach dieser Rede legte Wolfgang Schüler zum Abschluss der Aus- und Weiterbildung seine umfangreiche Projektarbeit „Lauftherapie bei verhaltensauffälligen Kindern und Jugendlichen" vor. In der Praxisreihe >Lauftherapie< hat das Deutsche Lauftherapiezentrum e.V. (DLZ) 1996 diese Studie als Herausgeber veröffentlicht und damit einem größeren Leserpublikum zugänglich gemacht. In diesem Zusammenhang: Das Votum für ein Vorwort fiel auf mich - gleichsam das erste Geleitwort für eine Schrift von 191 Buchseiten aus der Hand W. Schülers. Ich zitiere daraus folgende Sätze:

„Hier wird erstmalig ein umfassendes Konzept zur Lauftherapie mit verhaltensauffälligen Kindern und Jugendlichen vorgestellt, das die pädagogischen und therapeutischen Ziele für verschiedene Indikationsbereiche formuliert. Dieses von Schüler entwickelte Rahmenwerk stellt nicht nur ein Konzept für die theoretische Auseinandersetzung mit dem Thema dar, sondern gleichzeitig eine Aufforderung zum praktischen Handeln [...] Allemal Interesse und Neugier weckt Schüler mit seinem eigenen, in der Praxis erprobten Ansatz. Er macht Laufen zum >Bindeglied der Arbeit mit dem Kind bzw. dem Jugendlichen und der Arbeit mit seinen Eltern bzw. seiner Familie<. Ich wünsche dieser originellen Publikation, die die Fachliteratur bereichern wird, eine breite Aufnahme und den Erfolg, den sie verdient. Für die Lauftherapie stellt der von Schüler vorgelegte Ansatz eine kaum zu überschätzende Erweiterung ihrer Möglichkeiten dar."

Rückblickend stelle ich fest: Mein Wunsch hat sich erfüllt. Schüler hat diesen Bereich der Lauftherapie durch ein späteres umfangreiches Werk (Aachen 2014) weiter ausgefüllt und ergänzt. Nicht zuletzt auch durch seine langjährige Lehrtätigkeit als DLZ-Dozent hat er in der Aus- und Weiterbildung von angehenden Lauftherapeuten und -pädagogen grundlegend dazu beigetragen, eine spezifische Art der Erziehung via Lauftherapie zu befördern. Aus dieser Perspektive ist Wolfgang W. Schüler für mich das DLZ-Testimonial für Lauftherapie mit Kindern und Jugendlichen - zugleich so etwas wie ein Gütezeichen par excellence.

Weitere Themenfelder unter dem Generalnenner Laufen, wie Bewegung, Therapie, Erziehung, Geschichte usw., kommen hinzu, lassen den Interessen- und Schreibhorizont Schülers im vorliegenden Buch exemplarisch erkennen. Das ganze Spektrum der von ihm bearbeiteten Themen spiegeln die Ausgaben der DLZ-Rundschau aus den vergangenen 25 Jahren. Für mehr als 40 Hefte verfasste er eigene Beiträge, war er als redaktioneller Mitarbeiter tätig. Und auch mit diesem außergewöhnlichen Engagement schlüpfte Wolfgang Schüler quasi stufenweise in die Rolle eines Exegeten der DLZ-Philosophie.

„Laufen ist wie Singen - eine höhere Daseinsform. Die Welt ist Klang - die Welt ist Bewegung" (H. Hartkopf, 1987). Dieses Zitat übersandte mir W. Schüler kürzlich als Geburtstagsgruß. Die Worte stoßen bei mir auf große Resonanz. Wie auch die folgenden Sätze aus einem Brief vom 11.12.2014: „Mittlerweile, nach 21 Jahren Mitgliedschaft, ist der am DLZ gemeinsam zurückgelegte Weg ein langer und man selbst ein Oldie. Und doch brennt das Feuer für unsere Lauftherapie weiter. Und es gibt stets neue Ideen, insbesondere fürs Schreiben [...] Ja, die Lauftherapie ist ein Faszinosum - ob man sich mit ihr nun praktisch oder theoretisch beschäftigt. Sie ist eine `Wundermedizin`".

Möge dieses Wolfgang W. Schüler gewidmete Buch mit dazu beitragen, das Interesse für die Lauftherapie zu mehren und ihre Leitidee, die Förderung der individuellen Gesundheit und des Wohlbefindens, zu verbreiten.

Prof. Dr. Alexander Weber, Vorstandsvorsitzender Deutsches Lauftherapiezentrum e.V. (DLZ), Leiter der Aus- und Weiterbildung
(Bad Lippspringe)

Vorwort

Anlass für dieses Buchprojekt sind zwei Jubiläen im Jahre 2018, die Vollendung des 60. Lebensjahres von Wolfgang W. Schüler am 27. September und seine 25jährige Mitgliedschaft im Deutschen Lauftherapiezentrum (DLZ) in Bad Lippspringe.

Mehr noch als diese äußeren Daten gibt der Buchtitel „Herzenssache Deutsches Lauftherapiezentrum" Auskunft über das Anliegen der Herausgeber, in dieser kleinen Festschrift aus der Vielzahl von Publikationen des Jubilars auswahlweise Texte vorzustellen, die unmittelbar oder mittelbar im Kontext des Deutschen Lauftherapiezentrums stehen. Dieses Institut hat Schüler als Auszubildenden, Dozenten und Autor geprägt. Dabei ist besonders die langjährige Verbindung zum Gründer und Leiter des Zentrums zu erwähnen, Prof. Dr. Alexander Weber, den er als Lehrer, Förderer und einfühlsamen Freund erlebte und erlebt.

Der Sozialpädagoge Wolfgang W. Schüler hat sich in wissenschaftlichen Untersuchungen schon seit 1985 in Theorie und Praxis schwerpunktmäßig mit dem Einsatz der Lauftherapie für Kinder und Jugendliche beschäftigt. In mehr als 30 Jahren kontinuierlicher Arbeit in diesem Bereich hat er sich zum Spezialisten entwickelt, dessen Rat gefragt ist. Als „Kinder- und Jugendlichentherapeut" erkannte er die Fördermöglichkeit des Dauerlaufens bei verhaltensauffälligen Kindern und Jugendlichen, mit denen er beruflich in Tages- bzw. Heimgruppen zu tun hatte. Marksteine auf dem Weg zu einem wissenschaftlichen erprobten gültigen Therapiekonzept sind zwei Publikationen:

1. Lauftherapie bei verhaltensauffälligen Kindern und Jugendlichen. Begründungen - Bausteine - Konzeptentwurf (Oberhaching 1996) und

2. Lauftherapie mit Kindern und Jugendlichen. Psychische Gesundheit und Leistungsfähigkeit durch ausdauerndes Laufen (Aachen 2014).

Mit Recht gilt das im Jahre 2014 in der Reihe „Edition Sport & Freizeit" erschienene Buch heute als Standardwerk.

Forschung und Lehre sind für Schüler eine Einheit. Auf vielfache Weise hat er dafür gesorgt, dass „sein Thema" institutionell verankert wurde. Als langjähriger Dozent im Deutschen Lauftherapiezentrum (DLZ) lehrte und lehrt er zum Thema und betreut entsprechende Projektarbeiten der Auszubildenden. Er leitete mehrere Jahre die Fachgruppe „Lauftherapie mit Kindern und Jugendlichen" im „Verband der Lauftherapeuten (VDL)", führte Workshops in Einrichtungen der Jugendhilfe durch und stellte auf Bundestagungen sein Konzept vor.

Auch international ist Schüler gefragt. Dr. Thaddeus Kostrubala, Begründer und Leiter von IART (International Association of Running Therapists) in den USA, ernannte ihn zum Dozenten im Bereich e-Learning. Das Institut bildet im Einzelcoaching Lauftherapeuten aus.

Über die Dozentur beim Deutschen Lauftherapiezentrum (DLZ), die Schüler seit mehr als zwei Jahrzehnten innehat, hinaus ist er hier in andere Rollen eingebunden: Mitglied und langjähriger Leiter der Aus- und Weiterbildungskommission, Autor von regelmäßigen Beiträgen in der „DLZ-Rundschau", Mitarbeit bei der Entwicklung von Curricula. Das Lauftherapiezentrum ist für ihn das Institut, das in ganzer Breite und Vielfalt die Themen des gesundheitsorientierten Laufens in Forschung und Lehre behandelt. Aus dieser Quelle schöpft Schüler, auch wenn es darum geht, die historische Entwicklung dieser speziellen Laufbewegung nachzuzeichnen.

Schüler sorgt mit Nachdruck und unermüdlichem Eifer dafür, Multiplikatoren und Mitstreiter für das Thema „Gesund durch Laufen" zu finden, und zwar national und international durch Lehre, Publikationen, regelmäßige Vorträge und Workshops. Er engagiert sich im internationalen Networking als „Beauftragter für internationale Kontakte" des Verbandes der Lauftherapeuten, zu dessen Gründungsmitgliedern er 1994 gehörte. Regelmäßige mediale Kontakte bestehen zu Lauftherapeuten in den USA und Israel. Einige Publikationen Schülers sind in englischer Sprache abgefasst.

Wolfgang W. Schüler ist nicht nur Dozent und Autor, sondern, wie könnte es auch anders sein, Läufer. Seine Läuferkarriere begann er im Alter von 9 Jahren, als er am 1. Wiesbadener Volkslauf (1967) teilnahm. Die altersgebundene Strecke (1000 m) war ihm aber zu kurz und zu schnell. Schon bald - zunächst von den Veranstaltern nur geduldet - wechselte er in das Lager der Langstreckler. Im Jahre 1974 lief er erstmals Marathon in Mannheim. Zahlreiche Marathonläufe folgten, aber auch Ultramärsche über 80 km (Wiesbaden) und 100 km (Unna). Aus Anlass seines 40. Läuferjubiläums absolvierte er den klassischen Athen-Marathon im Jahre 2007. Im Jahre 2017 konnte Wolfgang W. Schüler auf „50 Jahre Läuferleben" zurückblicken. Auch heute läuft er, wann immer es die Zeit erlaubt, aber ohne Wettbewerbsambitionen, eher zur Entspannung und zum Stressausgleich.

Wolfgang W. Schüler ist, getreu seinem Nachnamen, immer ein Lernender geblieben und hat den Kontakt zu kompetenten Persönlichkeiten gesucht und gefunden, so u.a. zu Werner Sonntag, Prof. Dr. Gerhard Uhlenbruck und Prof. Dr. Wildor Hollmann, mit denen er regen Gedankenaustausch pflegte. Besonders erwähnenswert ist in diesem Zusammenhang die intensive fachliche und menschliche Verbindung mit Prof. Dr. Alexander Weber und Dr. Thaddeus Kostrubala.

Ich bin dankbar für einen mehr als zwanzigjährigen Kontakt mit Wolfgang W. Schüler. Aus der gemeinsamen Arbeit im Deutschen Lauftherapiezentrum und an Buch-Publikationen ist im Laufe der Jahre eine vertrauensvolle freundschaftliche Beziehung geworden, die ich nicht mehr missen möchte.

Klaus Richter
(Menden)

Einleitung

Das vorliegende Buch spannt einen weiten Bogen von Berichten über die selbsterfahrenen Wirkungen des ausdauernden Laufens über biografische Stationen eines engagierten Läuferlebens bis hin zu den wissenschaftlich gesicherten Erkenntnissens des Laufens als Therapie.

Die Lauftherapie ist seit 30 Jahren institutionalisiert im Deutschen Lauftherapiezentrum (DLZ) in Bad Lippspringe. Die Beiträge des Autors Wolfgang W. Schüler beziehen sich explizit und implizit auf dieses Institut. Vorwiegend handelt es sich um Texte, die in der institutseigenen „DLZ-Rundschau" veröffentlicht wurden. Andere Beiträge stammen aus Buchveröffentlichungen Schülers, finden sich in den Laufmagazinen „Laufzeit", „Condition", „Laufzeit & Condition" , im Internetportal „ www.laufreport.de" oder sind Redemanuskripte aus dem Archiv des Autors.

Bei aller Vielfalt der Themen markieren die Beiträge auch die Entwicklungsgeschichte der Lauftherapie, sodass sich für die Anordnung die chronologische Reihenfolge anbot.

In den abgedruckten Texten haben wir die zeitlich jeweils gültigen Rechtschreibregeln beibehalten.

Einen Schwerpunkt bilden die Texte, die aus Anlass der verschiedenen Jubiläen des Zentrums entstanden sind, so zum 20-, 25- und 30-jährigen Bestehen und zu den markanten Daten der Aus- und Weiterbildungskurse zur Lauftherapeutin/zum Lauftherapeuten (DLZ).

Der Leser erfährt detailgenau, wie sich auf der Grundlage eines erprobten Laufprogramms und Untersuchungsinventars das „Paderborner Modell der Lauftherapie" entwickelt hat, wie Studien mit verschiedenen Zielgruppen (Studenten/innen, Hausfrauen, berufstätige Frauen und Männer, Senioren, Alkoholiker) weitgehend zu übereinstimmenden Ergebnissen führten. Die Läufer/innen fühlten sich nach der Laufbehandlung weniger niedergeschlagen und bedrückt, vitaler und leistungsfähiger.

Im Laufe der Jahre haben sich im Deutschen Lauftherapiezentrum Weiterentwicklungen ergeben. Nach einem Forschungsprojekt (Feldversuch) wurde die „Systemische Lauftherapie in drei Stufen" implementiert, die auf eine ganzheitliche Veränderung des Lebensstils ausgerichtet ist und über die läuferische Fitness hinaus die Bereiche Ernährung, Entspannung und Lebensführung umfasst.

Weitere Kapitel richten den Blick auf die „Aus- und Weiterbildung zur Lauftherapeutin/zum Lauftherapeuten (DLZ)“. Dem Autor Wolfgang W. Schüler ist es ein Anliegen, geeignete Personen mit Abschluss in einem psychosozialen Beruf und Lauferfahrung in ihrem nebenberuflichen Ausbildungsgang zu ermutigen und zu fördern. Sie müssen hoch qualifiziert sein, Gruppenprozesse anzuleiten, zu beobachten und durch hilfreiche Gespräche zu begleiten. Unter den richtigen Voraussetzungen ist Lauftherapie eine erlernbare Kunst.

Die Begegnung mit Prof. Dr. Alexander Weber ist für Schüler so etwas wie eine Weichenstellung in seinem Bemühen, gesundheitsorientiertes Laufen theoretisch zu begründen und praktisch anzuleiten. So erstaunt es nicht, dass Person und Werk Alexander Webers im Kontext der Lauftherapie nicht nur in eigenen Artikeln gewürdigt, sondern auch in anderen Zusammenhängen immer wieder thematisiert werden. Laufforschung, lauftherapeutische Praxis und deren Vermittlung sind unlösbar mit dem Gründer und Leiter des Deutschen Lauftherapiezentrums (DLZ), Prof. Dr. Alexander Weber, verbunden.

Für den Leser, der sich für weitere Informationen interessiert, ist die kommentierte Auswahl der Publikationen des Deutschen Lauftherapiezentrums hilfreich.

Abschließend geben detaillierte bibliografische Angaben einen Überblick über Schülers zahlreiche Veröffentlichungen, die über die Lauftherapie hinausweisen und angrenzende bzw. weitere Themen behandeln.

Es soll nicht unerwähnt bleiben, dass Wolfgang W. Schüler es versteht, komplexe Zusammenhänge genau und verständlich darzustellen und durch lebendiges Formulieren das Interesse des Lesers wach zu halten.

Unser besonderer Dank gilt Herrn Prof. Dr. Alexander Weber, der es sich nicht hat nehmen lassen, für dieses Buch ein sehr persönliches Geleitwort zu schreiben.

Allen Rechte-Inhabern danken wir für die freundliche Bereitschaft, unser Vorhaben durch kostenfreie Abdruckgenehmigungen zu unterstützen.

Wolfgang W. Schüler gratulieren wir zu seinem besonderen Geburtstag herzlich und in freundschaftlicher Verbundenheit. Wir wünschen ihm weiterhin Gesundheit und Schaffenskraft für seine „Herzenssache Deutsches Lauftherapiezentrum“.

Klaus Richter
(Menden)

Raphael Richter
(Münster)

Feierliche Eröffnung [von Aus- und Weiterbildungskurs IV für angehende Lauftherapeuten/innen (DLZ)]

von Alexander Weber und Wolfgang W. Schüler (1994)

aus: DLZ-Rundschau, Ausg. 12, 7/1994, S. 4

Der 4. Aus- und Weiterbildungskurs für angehende Lauftherapeuten/-innen ging am 15. April 1994 an den Start. Die Kurgesellschaften von Bad Lippspringe stellten für die feierliche Eröffnung das Burgcafé im Kongreßhaus zur Verfügung und sorgten für Getränke und einen zünftigen Imbiß. Kurdirektor Dr. Stefan Mauch hielt eine kurze, launige Eröffnungsrede. Dr. Rudolf Lubek und Prof. Dr. Alexander Weber sprachen zum Thema „Lauftherapie und ihre Ziele" und gaben Infos zum Ablauf der Aus- und Weiterbildung. Die 14 Kursteilnehmer/innen kommen wieder aus allen Teilen Deutschlands. Mit Begeisterung und großen Erwartungen gehen sie an ihre Aufgabe.

Einer der beiden Sprecher von Kurs III, Wolfgang W. Schüler (Wiesbaden), hielt für den neuen Kurs IV eine kurze Ansprache. Sie ist nachfolgend wiedergegeben:

Im Namen von Kurs III darf ich Euch ganz herzlich zu Beginn Eurer Ausbildung grüßen.

Vor einem Jahr ging es uns so wie Euch heute: Wir fanden uns hier zum ersten Mal zusammen, zum Teil von weither gereist. Jeder so mit seinen ganz persönlichen Erwartungen an die Ausbildung. Mit Vorstellungen von einer Therapieform, deren Geschichte zwar noch jung ist, die aber - wie wir wissen - nicht minder Eingang gefunden hat in ausgewiesene medizinische und psychosoziale Handlungsfelder.

Von daher reiht sich die Ausbildung in Lauftherapie folgerichtig in die Gesamtentwicklung ein - mit einer Sichtung bisheriger Forschungsergebnisse und Alltagserfahrungen, mit der Ableitung und Sicherung fachlicher Standards und - entscheidend - mit der Vermittlung handlungsrelevanter Grundlagen an uns zukünftige Praktiker. Die Tatsache, daß die Ausbildung nicht mehr nur auf den Weg gebracht, sondern auch etabliert, eine lauftherapeutische Landkarte und ein Kompaß uns an die Hand gegeben sind, läßt dennoch unverstellt den Blick auf therapeutisch unbetretene Pfade.

Lauftherapie wird sich produktiv entwickeln, wenn uns zukünftig dreierlei gelingt: gängige Praxis breit zu streuen, eigene, neue Fragen aufzuwerfen und praxisrelevant zu machen und - welcher Ermutiger brauchte nicht selber Ermutigung - die Arbeit am DLZ organisatorisch und inhaltlich mitzutragen.

Daß Lauftherapie entwicklungsgeschichtlich jung und in Bewegung ist, macht sie für uns jedenfalls zu einer spannenden, vielleicht auch einmaligen Angelegenheit. Auf der anderen Seite ist der Erfolg von Lauftherapie vor Ort untrennbar mit der Person des Lauftherapeuten verknüpft, d.h. mit seiner Kompetenz, aber auch seinem Einfühlungsvermögen. Davon bringen wir in die Ausbildung einiges, ich meine, Wichtiges mit: Zum einen unsere Lauferfahrung, zum anderen unsere Erfahrungen aus einem helfenden Beruf. Sie bilden die unteren Punkte eines Dreiecks, das sich nach oben durch die Ausbildung schließt. Ein Entwicklungsprozeß, der zugleich Prozeß der persönlichen Entwicklung ist, nämlich Begegnung und Auseinandersetzung mit dem „Ich". Auch das ist eine spannende Sache.

All das braucht einen entsprechenden, auch atmosphärisch stimmigen Rahmen. Und in der Tat: Das Engagement des DLZ für die Sache ist deutlich spürbar, die Dozenten sind - ich hoffe, sie hören gerade nicht zu - fachlich sehr kompetent, der Umgang miteinander ist freundlich bis herzlich, das Verhältnis im guten Sinne pädagogisch, weil dialogisch.

So bleibt nur noch Euch zu wünschen: Habt Spaß an der Ausbildung und zieht viel persönlichen Gewinn aus ihr! Laßt Euch inspirieren für Eure Arbeit oder für gänzlich Neues! Wachst als Gruppe gut zusammen und habt über das Laufen hinaus reichlich Anlaß, Euch auf die Wochenenden in Bad Lippspringe zu freuen!

Wenn wir in Kontakt blieben, es würde uns freuen.

Zeugnis für das Deutsche Lauftherapiezentrum e. V.

von Wolfgang W. Schüler und Wolfgang Figgen (1994)

aus: DLZ-Rundschau, Ausg. 13, 1/1995, S. 16-17

W. S.: Du, Wolfgang, wir haben heute unsere Zeugnisse bekommen, aber sind wir wirklich die einzigen, die hier etwas geschafft haben?

W. F.: Wie meinst du das? - Ach so, nein! Ohne das DLZ wäre hier doch gar nichts gelaufen!

W. S.: Eben, und deshalb denke ich: auch das DLZ sollte ein Zeugnis bekommen. Du bist doch Lehrer; was hätte das DLZ für eine Note verdient?

W. F.: Note? Ich weiß nicht. Was sagen Benotungen schon aus?! Laß uns doch einfach unsere Eindrücke beschreiben, so, wie wir das DLZ erlebt haben.

W. S.: Einverstanden. Aber sag: wo soll man da anfangen?

W. F.: Wir fangen bei A an und hören bei Z auf, und zwar so:

A wie ausdauernd. Wer es eineinhalb Jahre mit uns aushält, hält was aus.

B wie bewegend. Anstöße gab es nicht nur in beruflicher, sondern auch in persönlicher Hinsicht.

C wie cum tempore. Der Unterricht begann stets pünktlich, und zwar eine Viertelstunde nach der angegebenen Zeit.

D wie Dornumersiel: Gruppendynamik auf engstem Raum.

E wie erstaunlich, wie engagiert unsere Dozenten zu Werke gingen.

F wie fortschrittlich, gewiß auch etwas der Zeit voraus.

G wie ganzheitlich. Gefragt war nicht nur das Laufen, sondern Laufen mit Köpfchen und Gefühl.

H wie herzlich. Hier schlugen die Herzen von Läufern für Läufer.

I wie infektiös. Wen die lauftherapeutische Begeisterung ansteckt, den lässt sie nicht mehr los.

J wie jenau jenommen war alles janz jut.

K wie kompetent. Die Dozenten wissen, wovon sie sprechen. (Kann man ja wohl auch erwarten!)

L wie L-B-S. Der Unterricht war Pädagogik im guten Sinne: nicht ver schult, stattdessen lebendig, bunt, aber strukturiert.

M wie medienwirksam - aber nicht im Möllemann'schen Sinne.

N wie Nachdenklichkeit statt vorschneller Antworten.

O wie offen für Anregungen und Kritik.

P wie Pausenleere. Manchmal hätte ich mir einen Pausenfüller gewünscht: Lubek an den Tasten, Weber singt „Ach wie ist das Laufen schön!" und Ammenwerth schlägt dazu den Takt mit seinen Knochenmodellen.

Q wie querdenkend. Ideologien haben am DLZ keine Chance.

R wie richtungsweisend. Alle Wege führen nach Bad Lippspringe.

S wie spartanisch: räumlich funktionelle Sachlichkeit, Luxus findet im Kopf statt.

T wie traumhaft. Der 1. Lauftherapie-Kongreß tanzt in den Köpfen, denn ihm fehlt noch das Parkett.

U wie unbürokratisch. In mancherlei Hinsicht aber auch ungereimt. Da lässt sich sicherlich noch zulegen.

V wie Volltreffer. Was aus Ideen alles entstehen kann!

W wie weiter so!

Z wie Ziel erreicht. Gratulation!

Bad Lippspringe, den 5. November 1994

Lauftherapeuten (DLZ) befragt: Nach der Ausbildung der Sprung in die Praxis

von Wolfgang W. Schüler, Jürgen Leonhardt und Ernst Günter Hillnhütter (VDL) (1994)

aus: DLZ-Rundschau, 9. Jg., Ausg. 17, S. 27-29

Ausgebildete Lauftherapeuten drängt es in die Praxis. Zu diesem Fazit kommt eine Arbeitsgruppe des Verbandes Deutscher Lauftherapeuten nach Abschluß einer im Sommer 1996 durchgeführten schriftlichen Befragung. 41 der bis dahin 57 am Deutschen Lauftherapiezentrum in Bad Lippspringe ausgebildeten Männer und Frauen haben geantwortet. Seit Erhalt ihres Diploms waren für die ersten (Kurs I) 3 Jahre, für die letzten (Kurs IV) ein halbes Jahr vergangen.

Im Gesamtzeitraum von 2. Halbjahr 1993 bis 1. Halbjahr 1996 führten 32 der Antwortenden eine oder mehrere lauftherapeutische Maßnahmen durch, während 9 - zumeist aus Gründen persönlicher, familiärer und/oder beruflicher Auslastung - keine Angebote machten.

Bei den Maßnahmen handelt es sich überwiegend und in Übereinstimmung bzw. Anlehnung an das „Paderborner Modell der Lauftherapie" um sog. Grund- und Fortgeschrittenenkurse. Deren Dauer lag in der Regel bei 10 bis 12 Wochen, die Zahl wöchentlicher Lauftage bei ≤ 2. Nicht selten wurden Klienten bzw. Patienten aber auch einzeln betreut, in einigen Fällen neben einer Laufgruppe und mit dem Ziel, sie mittelfristig in diese zu integrieren. Wiederum Gruppencharakter, aber eine andere Akzentsetzung hatten jene Workshops, die an 2 Wochenenden im Abstand von 3 Monaten stattfanden und zwischenzeitlich 2 zusätzliche „Praxistermine" vorsahen.

Neben Maßnahmen, die sich auf einen festen Teilnehmerstamm bzw. -kreis beziehen, fanden sich auch solche mit (z.T. regelmäßig) wechselnden Klienten bzw. Patienten. Es handelt sich dabei um Angebote von saisonaler, ganzjähriger oder mehrjähriger Dauer, die zielgruppenorientiert und fast ausschließlich in medizinische, psychosomatische oder psychosoziale Einrichtungen eingebunden waren oder sind.

Abbildung 1 gibt einen Überblick über die zahlenmäßige Verbreitung sowie die „Laufzeiten" der jeweiligen Maßnahmen. Ausgenommen sind die Kurse des DLZ Bad Lippspringe und der DLZ-Nebenstelle Pirmasens - sowohl in ihrer

Gesamtzahl als auch in der Zahl jener Kurse, die durch oder mit Beteiligung von Absolventen der LT-Ausbildung stattfanden.

Zahl der durchgeführten Maßnahmen im Zeitraum 1993 (2. Halbj.) bis 1996 (1. Halbj.)		
Maßnahmen mit festen Teilnehmern		
Gruppenkurse	84	von 3. Wo. bis 1 (Schul-) Jahr (davon im Bereich von 10 bis 12 Wo.: 59
Laufen einzeln	13	von 6 Wo. bis 6 Mo. (bei Beginn unbefristet: 6)
Gruppenkurse + Laufen einzeln	6	ab 2 Wo. (hier: täglich)
Workshops	5	2 Wo.enden + 2 Praxistermine

Hinsichtlich der Trägerschaft der Maßnahmen ist zunächst festzustellen, daß ein Teil der Lauftherapeuten institutionsgebunden arbeitete, während der andere Teil Angebote in den Dienst verschiedener Institutionen bzw. Organisationen stellte. Konkret führten 16 (der 32 aktiven) Lauftherapeuten Maßnahmen in Kliniken, Kurheimen, Heimen und Tagesstätten durch, 12 traten als private Anbieter auf, jeweils 6 wirkten für Krankenkassen und Volkshochschulen bzw. Frauenzentrum. Weitere Nennungen entfielen auf die DLZ-Nebenstelle Pirmasens (4), auf Sportgemeinschaften/Sportvereine (3) sowie auf Schule und Berufsfortbildungswerk (2). Eine größere Zahl von Maßnahmen war öffentlich, d.h. für jedermann zugänglich, eine kleinere auf spezielle Zielgruppen, zumeist Klinikpatienten (Psychisch Kranke- Drogenabhängige etc.), abgestimmt. Dem entspricht auch eine größere Zahl von Lauftherapeuten, die offene Angebote machte, wobei sich bei differenzierter Betrachtung der Zielgruppen nach Geschlecht (Frauen) und Alter (Kinder und Jugendliche) eine Umkehrung in Richtung geschlossene Angebote abzeichnet. Im einzelnen arbeiteten 28 Lauftherapeuten mit Erwachsenen (offen: 21, geschlossen: 12). Von ihnen machten 7 zusätzlich oder ausschließlich Angebote nur für Frauen (o.: 4, g.: 3). Maßnahmen für Kinder und Jugendliche wurden von 5 Lauftherapeuten durchgeführt (o.: 1, g.: 5). Berufsgruppenbezogene Angebote fanden sich für Ärzte bzw. Therapeuten einer Kurklinik, Auszubildende oder Ausbilder eines Berufsfortbildungswerks sowie für Manager.

Wie sieht die lauftherapeutische Praxis selber aus? 18 (der 32 aktiven) Lauftherapeuten orientierten sich am Basismodell „Laufen und Kommunikation"; 14 vertieften oder kombinierten dieses mit Elementen der Atemtherapie, Meditation, Yoga, Autogenem Training, Eutonie, Progressiver Muskelrelaxation, Bio-Energetik, Physiotherapeutischer Betreuung, Ernährungsberatung, Fasten, „Thera Fit", Gesprächstherapie oder Neuro-Linguistischem Programmieren. Diese Erweiterungen bzw. Verknüpfungen finden ursächliche Erklärungen zum einen in der beruflicher Vorbildung der Lauftherapeuten und ihrem Arbeitsfeld, zum anderen in gewünschter Kooperation mit spezieller Fachkräften. Während 17 Lauftherapeuten allein oder überwiegend allein arbeiteten, führten 12 ihre lauftherapeutischen Angebote mal allein mal in Zusammenarbeit mit einer Zweitkraft durch. 2 Lauftherapeuten hatten stets einen „Co-Therapeuten" an der Hand.

Die Selbstbewertung der eigenen Arbeit spricht für sich: 16 Lauftherapeuten bezeichnen sie als „positiv", 15 als „eher positiv". Nur einer zieht ein „eher negatives" Fazit, während „negativ" nicht vorkommt. Und so wollen von den eingangs erwähnten 32 Männern und Frauen, die bisher Lauftherapiekurse o.ä. durchführten, 26 auch weiterhin aktiv sein. Von den 9, die noch keinen Einstieg gefunden haben, planen 6 den Sprung in die Praxis. Weitere 6 sind sich bzgl. zukünftiger Ambitionen unschlüssig oder gaben hierzu keine Antwort - eine „stille Reserve" (vgl. Abbildung 2).

Zahl der Lauftherapeuten - unterschieden in Aktive, Einsteiger und Stille Reserve - betrachtet nach Bundesländern

	Aktive	Einsteiger	Stille Res.
Schleswig-Holstein	2	-	-
Hamburg	1	-	-
Niedersachsen	4	1	-
Nordrhein-Westfalen	5 (3)	1 (1)	4 (1)
Hessen	4 (1)	1	-
Rheinland-Pfalz	1	-	-
Saarland	1	-	-
Baden-Württemberg	6 (1)	3	1 (1)
Bayern	2 (1)	-	1

Zahlen in Klammern: Lauftherapeutinnen

Daß Lauftherapeuten nicht wunschlos glücklich sind, zeigen ihre abschließenden Bemerkungen. Da erhoffen sich einige eine bessere Zusammenarbeit mit Krankenkassen und Volkshochschulen, andere versuchen weiterhin - da bisher vergeblich - mit niedergelassenen Ärzten vor Ort ins Gespräch zu kommen. Und wiederum andere, die in medizinischen oder psychosozialen Einrichtungen arbeiten, wünschen sich mehr Anerkennung und Absicherung ihres lauftherapeutischen Angebots durch Leitung und Fachkollegen. Hier liegen zweifelsohne Zukunftsaufgaben.

Resümee:

Lauftherapie hat Zukunft, die Ausbildung zum Lauftherapeuten (DLZ) hohen Aufforderungscharakter. Die meisten Absolventen nutzen sie als Sprungbrett in die lauftherapeutische Praxis und entwickeln hierbei immer neue Möglichkeiten des Einsatzes und der Vernetzung. Wichtig ist, ihre Erfahrungen zurück- bzw. zusammenzuführen. Dies ist erstmals auf repräsentative Weise geschehen. Dem Verband Deutscher Lauftherapeuten ist hiermit der Boden für zukünftiges Engagement bereitet.

Literatur:

Schüler, W.W./Leonhardt, J./Hillnhütter, E. G.: Schriftliche Befragung der am Deutschen Lauftherapiezentrum Bad Lippspringe ausgebildeten Lauftherapeuten/innen (Kurs I - IV) - durchgeführt im Auftrag des Verbandes Deutscher Lauftherapeuten, 2., überarb. u. erw. Fassung, Dezember 1996: vervielfältigtes Typoskript.

Werbung für das DLZ in Ost und West

von Wolfgang W. Schüler (2002)

aus: DLZ-Rundschau, 14. Jg., H. 27, S. 8

Wer kennt es nicht - das bei Kindern beliebte Reisespiel, die Buchstaben von Autokennzeichen zu bekannten Wörtern und Abkürzungen zusammenzuziehen? Die Städte Döbeln und Düsseldorf ermöglichen mit „DL-Z" und D-LZ" eine interessante Kombination. Wie viele Fahrzeuge zum Jahresende damit ausgestattet waren, ließ sich auf telefonische Anfrage bei der Kfz-Zulassungsstelle Düsseldorf nicht erfragen. Von möglichen 9999 Kennzeichen waren „im ein- und zweistelligen Bereich noch einige frei". Präzise und auch freundlicher die Auskunft im sächsischen Döbeln. 877 von 999 möglichen Kennzeichen trugen das Kürzel DLZ. Frage an alle ortsansässigen DLZ-Mitglieder: Ein Kennzeichen mit der eigenen Mitgliedsnummer gefällig?

Alexander Weber - „Laufen ist das, was jeder einzelne daraus macht“

von Wolfgang W. Schüler (2005)

aus: Alexander Weber & Wolfgang W. Schüler (Hrsg.) (2005): Warum Cooper Aerobics erfand. 11 große Theoretiker der Lauf-Gesundheit. Regensburg: Lauf- und Ausdauersportverlag (LAS), S. 81-102

Prof. Dr. Alexander Weber hat auf verschiedenen Gebieten gearbeitet und geforscht - ob auf dem des Lehrerverhaltens, der Kleingruppenpädagogik oder der Angewandten Gruppendynamik. Keines ist ihm, dem Pädagogen und Psychologen (Anm. 1), jedoch so auf den Leib geschnitten wie die (Selbst-) Erziehung und Therapie durch Laufen. Mit ihr ging Weber nicht nur in die wissenschaftliche und öffentliche Diskussion, er trug hier wie dort entscheidend auch zu ihrer Etablierung bei. Was Ende der 70er Jahre mit einem Forschungsprojekt an der Universität Paderborn begann, ist heute anerkannte und erfolgreiche Praxis im Dienst der Gesundheit.

„Ich schätze es sehr, dass Du nach neuen Wegen suchst und alles andere bist als einer dieser Pädagogik-Professoren, die nur Bücher lesen und schreiben“, äußerte sich einmal Reinhard Tausch (Anm. 2) gegenüber Weber (Weber, 2001: 148). Dem ging und geht es stets darum, das richtig Erkannte in praktisches Handeln umzusetzen. „Damit das, was im Kopf ist, in die Beine kommt. Denn wir Menschen brauchen Bewegung, und zwar eine solche, die uns fordert. Ausdauernde Bewegung führt nicht nur zu mehr Sauerstoff, Vitalität und Leistung, sondern auch zu mehr Lust und Lebensfreude. Wer dies nicht glauben mag, sollte umgehend den Praxistest machen“ (Weber, 1991: 4).

Dass Laufen wirkt, hat Weber in mehreren wissenschaftlichen Untersuchungen sowie an rund 3000 Teilnehmern seiner Lauftherapie-Kurse nachweisen können. Allen voran hat er es so zunächst an sich selbst erfahren.

Laufen im Selbstversuch

Es war Ende der 60er Jahre. Weber hatte gerade die Dreißig überschritten. Er war von der Schule an die Hochschule gewechselt und bestrebt, dort nicht nur Fuss zu fassen, sondern sich auch weiter zu qualifizieren. Er arbeitete viel, oft bis weit in die Nächte und fast ausschließlich sitzend. Im Spagat von Familie und Beruf spielte Sport, wie noch in der Studentenzeit betrieben, kaum mehr eine Rolle.

Die sitzende Lebensweise hatte ihren Preis. Nicht nur zeigte die Waage eines Tages 12 Kilogramm mehr an als noch 10 Jahre zuvor; Weber im Rückblick: „Die Folgen der einseitigen körperlichen und geistigen Belastung bekam ich bald in unterschiedlicher Ausprägung zu spüren, und zwar in Form von Schlafproblemen, gelegentlichen Angstzuständen, Schweißausbrüchen, Spannungskopfschmerzen, Druck in der Magengegend. Zunächst maß ich diesen Anzeichen von Streß wenig Bedeutung zu. Als ich mir die Krise eingestand, konsultierte ich schließlich einen Arzt. Dieser verordnete eine Diät und Psychopharmaka. Es ging mir schnell besser, ich konnte wieder weitgehend ungehindert arbeiten.

Aber Tabletten aus der Apotheke konnten und sollten nicht ständig das Mittel der Wahl sein, um mein Wohl-Befinden herzustellen und aufrechtzuerhalten" (Weber, 1999:13). Auf ärztliches Anraten versuchte es Weber mit Sport als Ausgleich. Beim Dauerlauf blieb er hängen. Dabei fiel ihm die Sache mit dem Laufen zunächst gar nicht leicht. „Ich lernte nach dem Prinzip von Versuch und Irrtum; eine methodische Anleitung, wie man nach und nach die Kondition allmählich aufbaut, hatte ich nicht. Dennoch: Ich blieb bei der Sache, wurde ein richtiger Läufer (Anm. 3). Der intensiv erlebte Prozeß der Veränderung war faszinierend. Die gewünschten Erfolge stellten sich nicht über Nacht, doch nach und nach ein. Nach zwei Jahren lief ich regelmäßig, d. h. zwei- bis dreimal pro Woche 45-60 Minuten im langsamen Tempo. Und dann hatte ich etwas erreicht, was meine Erwartungen weit übertraf: Ich fühlte mich ausgeglichener, schlief besser, die Kopfschmerzen wurden immer seltener, der Druck im Bauch verschwand, die Lebensfreude und Vitalität von früher kehrten zurück. Den Alltags-Streß hatte ich nun wieder ziemlich gut im Griff. Daß ich diese Veränderung aus eigener Kraft schaffte, machte mich stolz. Und nebenbei hatte sich mein Gewicht wieder auf dem Niveau des 19jährigen Abiturienten eingependelt ..." (ebenda: 14).

Entscheidend auch: Was Weber aus Vernunftgründen begonnen hatte, trug bald die Belohnung im Tun selbst. Je müheloser und lockerer das Laufen wurde, umso mehr empfand er es als lustvoll und belebend. Es befreite die Gefühle ebenso wie den Kopf, die Gedanken. „Beim Laufen kamen mir gute Ideen zugeflogen" (Weber, nach Pramann, 1998: 68).

Gespräche mit Läufern

Eine Art Schlüsselbegegnung hatte Weber – zwischenzeitlich zum Professor für Erziehungswissenschaft an der Universität-Gesamthochschule Paderborn berufen (Anm. 4) – im Sommer 1975. An einem Sonntagmorgen im Juni drehte er auf dem nahe gelegenen Wald-Sportplatz seines Heimatortes Runde für

Runde. „Ich lief sehr langsam, denn es war warm und schwül. Während des gemächlichen Laufens war ich – wie das bei mir häufig so ist – tief in Gedanken versunken. Rings um mich herrschte wohltuende Ruhe" (Weber, 1984: 14). Plötzlich riss ihn der Türschlag eines Fahrers, der seinen Wagen am Rande des Sportplatzes geparkt hatte, aus dem Meditieren. Ein älterer Herr begann ebenfalls seinen Lauf um das Sportplatzgelände. Als sie auf gleicher Höhe waren, entwickelte sich ein Gespräch, in dessen Verlauf Weber von seinem Laufpartner erfuhr:

„Bis vor 7 Jahren leitete er einen mittelgroßen Industriebetrieb. Die Geschäfte gingen sehr gut, er stand auf dem Höhepunkt des wirtschaftlichen Erfolges. Doch da ereilte ihn ein schlimmer Herzinfarkt. Die Genesung schritt nur sehr langsam voran. Er selbst konnte seinen Betrieb nicht mehr weiterführen. Aus diesem Grunde verkaufte er ihn. Zu der körperlichen Belastung gesellte sich die seelische. Er rutschte in eine tiefe Depression und befand sich bald mitten in einer echten Lebenskrise. Zu diesem Zeitpunkt sah er nur noch wenig Sinn in seinem Leben. Macht-, Herrschafts- und Verantwortungsbedürfnisse waren geschrumpft; andere Menschen brauchten ihn nicht mehr. ‚Ein Jahr nach dem Infarkt', so wörtlich, ‚hatte ich mich zwar körperlich einigermaßen wieder im Griff. Ich wog da um die 80 Kilo, wie jetzt auch – vorher hatte ich über zwei Zentner. Aber seelisch war ich immer noch am Boden. Ich sah keine Aufgabe für mich, lebte einfach nur so in den Tag hinein.'

Nach und nach gelang es ihm jedoch, so erinnerte sich mein Lauf- und Gesprächspartner, die Krise zu bewältigen. Und daß sich eine für ihn günstige Entwicklung anbahnen konnte, schrieb er wesentlich einem täglichen Körpertraining zu. Dieses bestand zunächst vornehmlich aus Schwimmen. Monate später, weil ihm das Schwimmen zu eintönig vorkam, ergänzte er dieses Programm durch langsamen Dauerlauf. In dem Maße, wie er das Laufen in bezug auf Häufigkeit und Dauer steigerte, fühlte er sich wieder gesünder und ‚seelisch freier', wie er es nannte.

Heute, etliche Jahre nach seinem ‚Einbruch', fühle er sich besser als je zuvor. Sein Körper sei ‚in Ordnung' und vor allen Dingen könne er wieder ‚Freude im Leben' empfinden. Der tägliche 6-Kilometer-Dauerlauf sei für ihn die beste Medizin gewesen, um aus eigener Kraft die schwere körperliche und seelische Krise zu bewältigen" (ebenda: 15).

Weber, den das Erzählte faszinierte und zugleich betroffen machte, trug die Einzelheiten des Gespräches in sein Lauftagebuch ein. In diesem vermerkte er im selben Jahr, 1975, zum ersten Mal auch den Begriff „Lauftherapie". Durch zahlreiche weitere Gespräche mit jüngeren und älteren Läufern wurde er in seiner Annahme bestärkt: „Ein Mensch, der nach seiner Jugendzeit mit dem Laufen beginnt, tut dies - meist unbewußt - um damit einen Prozeß der Selbsttherapie in Gang zu setzen" (ebenda: 16).

Untersuchung an Volkslaufteilnehmern

Was Weber an sich selbst beobachtet hatte und von anderen in vielfältiger Weise bestätigt bekam, wollte er, der Wissenschaftler, genauer erforschen und - wenn möglich - auf breitere, objektive Beine stellen. „Wir wissen viel über die körperlichen Effekte des Dauerlaufens, aber noch zu wenig über die psychische Seite" (Weber, 1981: 38). Und so besuchte er in den Jahren 1979 und 1980 mit studentischen Mitarbeitern eine Reihe größerer Volkslauf-Veranstaltungen in West- und Norddeutschland und verteilte 900 Fragebogen nach dem Zufallsprinzip. An Volkslaufteilnehmern - in der Regel Gewohnheitsläufer - sollten und konnten zuverlässige Daten zu Motiven und Wirkungen des Laufens gewonnen werden.

Mit 559 auswertbaren Fragebogen war der Rücklauf vergleichsweise sehr hoch; 443 Männer und 116 Frauen hatten geantwortet. (Das entsprach ziemlich genau der Geschlechterverteilung bei den Volksläufen.) Die über 40 000 gewonnenen Einzeldaten „haben wir in beschreibenden Statistiken und mit Hilfe der sogenannten Faktorenanalyse und der mehrfaktoriellen Varianzanalyse verarbeitet. Dabei schälten sich sieben Faktoren heraus, die relativ stabil für alle Gruppen waren und die Einblick in die Motiv-Struktur der Läufer erlauben" (ebenda):

1. Seelisches Gleichgewicht

Geübte Läufer finden im Laufen ein wirksames Entspannungsmittel. „Und weil es seelisch so hervorragend entspannt, stellt sich nach dem Laufen ein Wohlgefühl ein, das sehr bewußt wahrgenommen und hoch eingeschätzt wird" (ebenda: 39).

2. Vitalisierung

Die Aktivierung von Körperfunktionen, insbesondere Atmung und Stoffwechsel, beeinflußt positiv Gefühle und Verhalten. „Insgesamt fühlen sich Läufer energievoller, lebendiger und vitaler als zu der Zeit, als sie noch nicht regelmäßig liefen" (Weber, 1984: 19).

3. Selbstgefühl

Die gerade zu Beginn erzielbaren Lauffortschritte sind eindrucksvoll und Spiegelbild eines ausbaufähigen Leistungspotenzials. Sie führen zu einer Steigerung des Selbstwertgefühls.

4. Äußere Erscheinung

Sobald Läufer genügend intensiv, d. h. kalorienverzehrend, trainieren und zusätzlich zu einer bewußteren Ernährung finden – jedes Kilo zuviel an Körpergewicht erschwert den Bewegungsablauf – specken sie ab; Figur, Aussehen und Ausdruck verbessern sich.

5. Gesundheit/Fitness

Das Streben nach (voller) körperlicher Funktionsfähigkeit macht Läufer aufgeschlossen und sensibel für Vorgänge im eigenen Körper. „Sie hören in sich hinein, erkennen frühzeitig negative Signale und reagieren entsprechend darauf" (Weber, 1981: 40). Der Umgang mit Alkohol ist eher zurückhaltend, Nikotinkonsum wird früher oder später ganz eingestellt.

6. Geselligkeit

Obgleich Läufer bei der Ausübung ihres Sports nicht auf andere angewiesen sind, laufen die meisten lieber mit Partner. „So kann man allgemein sagen: Trainingsgemeinschaften, Lauftreffs und ähnliche Einrichtungen bieten u. a. gute Möglichkeiten, das Bedürfnis nach mitmenschlicher Begegnung zu befriedigen" (Weber, 1982: 182).

7. Ausgleich zum Berufsalltag

Laufen hilft, sowohl Abstand vom beruflichen Alltag zu nehmen und Stress abzubauen, als auch Stress besser zu verkraften und konzentrierter und ausdauernder bei Belastung zu arbeiten.

Weber resümierte: „Für die große Mehrheit der untersuchten Läufer ... gilt, daß sie sich ziemlich bewußt einem Selbsterziehungsprozeß durch Laufen unterworfen hat, aus dem sie einen nicht gering zu schätzenden persönlichen Gewinn für sinnerfülltes Leben zieht" (Weber, 1981: 41).

Erste Lauftherapie-Studie: Laufen mit Alkoholkranken

Der Gedanke drängte sich geradezu auf: Wenn Laufen als Selbsttherapie wirksam werden konnte, mußte es auch als professionelle Methode zur Behandlung körperlicher und seelischer Beeinträchtigungen nutzbar sein. Auch von außen wurde an Weber herangetragen: „Gehen Sie noch mehr auf Krankheitsbilder ein" (Weber, 1981: 40). Jedoch: Dafür „gab es im deutschsprachigen Raum keine eindeutige Vorlage ..., die den Erfordernissen genügt hätte. ‚Lauftherapie' war weder als Begriff geläufig, noch wurde Laufen als Möglichkeit der therapeutischen Intervention eingehender diskutiert" (Weber, 1999: 15). Ermutigt letztlich durch erste, optimistisch stimmende Untersuchungen in den USA und in Kanada, plante Weber im Jahre 1982 eine eigene Lauftherapie-Studie - mit alkoholkranken Patienten einer Kurklinik.

Mit Alkoholismus war Weber in früheren Jahren bereits unmittelbar und persönlich konfrontiert gewesen. „In der Zeit zwischen meinem 14. und 19. Lebensjahr lebte ich in einer Gastwirtsfamilie. Zu dieser Familie zählte auch Bernhard, ein Junggeselle in den Vierzigern, der in unserem großen Hause so etwas wie „Mädchen für alles" war. Bernhard war das, was man einen „guten Charakter" nennt. Er hatte nur eine große Schwäche: er war Trinker. - Schon als Junge von 14 Jahren blieb mir nicht verborgen, daß Bernhard tagsüber heimlich zur Flasche griff. Des öfteren ertappte ich ihn in flagranti, ich entdeckte auch hin und wieder in den verschiedensten Ecken des Hauses angebrochene Schnaps- und Bierflaschen. Und abends beim Kartenspielen, in Gesellschaft mit anderen, sprach er alkoholischen Getränken so lange zu, bis das Maß voll war. Wenn ich ihm am frühen Morgen begegnete, hatte er stets eine brennende Zigarette in der zitternden Hand, einen glasigen, unstetigen Blick und keuchenden, kurzen Atem. Bernhard starb 52jährig an Leberzirrhose. Er war wegen seiner Alkoholsucht nie in Behandlung gewesen. Es ist müßig, darüber zu spekulieren, ob und wie sein Leben hätte anders verlaufen können. Ein freies und selbstbestimmtes Leben hat er jedenfalls nicht gelebt.

Vor nur wenigen Jahren mußte sich einer meiner besten Freunde einer Kurbehandlung unterziehen, um ‚trocken' zu werden und seinem Beruf wieder geregelt nachgehen zu können. Er erlitt danach, wie viele andere Alkoholkranke, einen schweren Rückfall. Nun scheint er, nachdem er sich einer AA-Gruppe (‚Anonyme Alkoholiker') angeschlossen hat, seine Krankheit zu beherrschen. Er hat seinen Lebensstil vollkommen geändert und betreibt auch regelmäßig Dauerlauf" (Weber, 1984: 99).

Weber erwartete von seinem Forschungsprojekt verschiedene Antworten: „Kann regelmäßiges Laufen dazu beitragen, den schweren Weg zu einem neuen Lebensstil zu erleichtern? Oder anders gefragt: Inwieweit ist es möglich, durch regelmäßiges und relativ intensives Laufen die Persönlichkeit eines alkoholkranken Menschen so zu verändern, daß er in die Lage versetzt wird, sein Leben ohne die Droge Alkohol zu leben? In welchem Maße ist Laufen prinzipiell geeignet, die Selbstheilungskräfte zu aktivieren? Kann regelmäßiges Laufen bei Alkoholikern eine Hilfe zur Selbsthilfe werden? Und überhaupt: Ist die Lauftherapie geeignet, eine Rolle als ernstzunehmende und praktikable Therapie bei Alkoholikern neben anderen Therapieformen (Medikamententherapie, Psychotherapie, Werktherapie, Selbsthilfegruppen usw.) zu spielen?" (ebenda: 101f).

Das Experiment fand in der Zeit von Januar bis Juli 1983 an der Kurklinik Oerlinghausen, unweit von Paderborn, statt; es erstreckte sich auf im ganzen vier Monate. Weber als wissenschaftlichem Leiter standen für die Betreuung und Beschäftigung der Versuchsgruppe, die ein Laufprogramm absolvierte, vier aktive Langstreckenläufer - je zwei Mitarbeiter der Klinik und der Hochschule - sowie für die Kontrollgruppe (kein Laufprogramm) eine Sportpädagogin aus dem Klinikbetrieb zur Seite.

Die Lauftherapeuten führten mit ihren Patientengruppen an drei Tagen pro Woche, und zwar an jedem Montag, Mittwoch und Freitag, ein für alle gleiches Laufprogramm durch. Dieses war angesichts der erwarteten schlechten körperlichen Verfassung der männlichen Teilnehmer „sanft"; jede Überforderung sollte vermieden werden. So folgten zum Einstieg (1. Woche) jeweils einer Minute Laufen zwei oder drei Minuten Gehen - Bewegungszeit insgesamt 23 Minuten. „Am Ende der viermonatigen Laufperiode sollten alle Teilnehmer in der Lage sein, eine halbe Stunde lang ohne Unterbrechung in langsamem Tempo zu laufen. Dieses Ziel erwies sich im Verlauf des Praxisprogramms als zu niedrig gesteckt. Die Fortschritte der Patienten waren besonders nach Überwindung der Anfangsschwierigkeiten so groß, daß das Ziel ‚Eine Stunde lang ohne Unterbrechung laufen können' mit Zustimmung aller neu formuliert werden konnte. In der Tat wurde es von allen Patienten (fast) mühelos am Ende ... erreicht" (ebenda: 102f).

Aus der Versuchs- und Kontrollgruppe gelangten jeweils 13 Probanden in die Auswertung. Standen anfänglich noch je 23 (im Losverfahren zugeteilte) Teilnehmer zur Verfügung - Patienten, die im Zeitraum Dezember 1982 bis Februar 1983 in die Klinik aufgenommen worden waren und keine schweren organischen Beeinträchtigungen und/oder Erkrankungen hatten -, so wurde (wieder per Los) die Zahl der Kontrollpersonen nach unten korrigiert, nachdem 10 Versuchspersonen aufgrund äußerer, nicht beeinflußbarer Faktoren im Laufe der Behandlungszeit ausgeschieden waren (Anm. 5).

Da für alkoholkranke Menschen ein hohes Angstniveau („Viele Menschen trinken, um ihre Angst zu bekämpfen") und hohe Werte bezüglich Depression symptomatisch sind, galt diesen Variablen das besondere Interesse bei der Beobachtung und Messung. Mit dem STAI-Angstinventar (Anm. 6) wurde die Versuchs- und die Kontrollgruppe zu Beginn und am Ende des Laufprogramms getestet. Mit dem neu entwickelten „Paderborner Fragebogen zur Selbsteinschätzung" wurden bei beiden Gruppen sechs verschiedene Dimensionen - darunter Depression und Angst - zu drei Meßzeitpunkten (Beginn, Mitte, Ende) erfaßt (s. Kapitel „Laufbehandlungsprogramm und Untersuchungsinventar").

Zusätzlich wurden alle Probanden der Versuchsgruppe in Form von Kreis- und Einzelgesprächen interviewt.

Die Ergebnisse aus der Angstmessung (STAI) zeigten mehrerlei: Erwartungsgemäß gleich hohe Ausgangswerte beider Gruppen, und zwar für Eigenschaftsangst (als relativ konstantes Persönlichkeitsmerkmal) genauso wie für Zustandsangst (die je nach Zeit und Situation in ihrer Intensität variiert). Erwartungsgemäß auch eine nicht unwesentliche Abnahme beider Angstniveaus im Zuge der Klinikbehandlung. Während sich jedoch die Punktwerte für Eigenschaftsangst am Ende noch einmal auf gleichem Niveau einpendelten (bei den Läufern von 50.8 auf 40.8, bei den Nichtläufern von 49.3 auf 40.0), differierten jene für Zustandsangst erheblich: sie lagen bei den Läufern bei 31.4 (anfangs 44.2), bei den Nichtläufern bei lediglich 37.7 (anfangs 44.7) (Anm. 7). Weber: „Der regelmäßige, langsame Ausdauerlauf wirkt sich hiernach auf das Ausmaß der aktuellen Angst äußerst günstig aus. Als angstreduzierendes therapeutisches Mittel muß Laufen aufgrund dieser Befunde hoch wirksam sein" (ebenda: 109).

Die Ergebnisse aus dem „Fragebogen zur Selbsteinschätzung" - je höher hier der Wert, um so günstiger die Einschätzung - zeigten für beide Gruppen Anstiege in allen sechs Dimensionen. Allerdings: Die Werte der Versuchsgruppe lagen im Vergleich zur Kontrollgruppe durchgängig höher. Bezüglich der Variablen Wohlbefinden (Läufer: 30.7 - 41.3, Nichtläufer: 28.9 - 34.2) und Streß (Läufer: 27.4 - 39.1, Nichtläufer: 28.0 - 33.4) konnten sie sogar als bedeutsam eingeschätzt werden (Anm. 8).

Webers Fazit: „Abschließend darf behauptet werden, daß Laufen in der Therapie Alkoholabhängiger durchaus einen wichtigen Beitrag im Gesamtkonzept eines umfassenden Behandlungsprogramms liefern kann. Dort, wo es die Voraussetzungen an einer Klinik erlauben, empfehle ich die Lauftherapie nachdrücklich" (ebenda: 110f).

Laufbehandlungsprogramm und Untersuchungsinventar

Die Untersuchung an der Klinik Oerlinghausen war nicht nur vom Ergebnis her ein hoffnungsvoller Anfang. Mit dem von ihm und Mitarbeitern konzipierten Laufprogramm und Fragebogen hatte Weber richtungsweisende Verfahren des „Trainings" und der Erfolgskontrolle zur Hand.

Sein methodisch ausgearbeitetes Laufprogramm basiert(e) - wie bereits angedeutet - zunächst einmal auf Zeit- anstatt auf Streckenvorgaben. Der Grund: Zeit läßt sich mit einer Stoppuhr exakt messen, während Strecken oft ungenau eingeschätzt werden. Zudem verleiten Strecken eher zu flotterem Laufen – nach dem Motto „Das bringe ich schnell hinter mich" - als Minuten, die ungeachtet des Tempos gleich bleiben. Und so wechseln sich Lauf- und Gehminuten in bestimmter Anzahl miteinander ab, wobei mit fortschreitender Übung die Laufphasen länger und die Gehphasen weniger und kürzer werden. Der Körper (Herz-Kreislaufsystem und Bewegungsapparat) erhält dabei ausreichend Zeit zur Anpassung; die Laufleistung wird schrittweise und streßfrei aufgebaut. Wesentliche Voraussetzung dafür, dass sich die gewünschten positiven Wirkungen und Empfindungen einstellen können.

Auf der Grundlage seines Bausteinsystems konnte Weber zukünftig nach den jeweiligen Erfordernissen, das heißt je nach Zielgruppe und Indikation, variieren - ob die Dauer des Laufversuchs (12 bis 16 Wochen), die Lauftage (2 oder 3 pro Woche), die Dosierung (jeweilige Anzahl und Wechsel von Lauf- und Gehminuten) oder das Endziel (z. B. 20 oder 30 Minuten ununterbrochenes Laufen).

Der Einsatz des „Paderborner Fragebogens zur Selbsteinschätzung" (PFzS) wiederum ermöglichte die Untersuchung jener Befindlichkeiten, deren Einfluss auf das Gesamtbefinden eines Menschen als zentral angesehen wurde. Als Weber seine Untersuchung an Alkoholabhängigen geplant hatte, mußte er feststellen, „daß die vorhandenen Inventare die spezifischen Auswirkungen, die durch das Laufprogramm erhofft wurden, in ihrer Komplexität nur unzureichend abfragten. Außerdem stellte sich die Bereichsunspezifität mancher Items im Zusammenhang mit Auswirkungen eines Sportprogramms als geradezu fatal dar" (Krüger, 1987: 2). Diese Erkenntnisse führten Weber zur Entwicklung eines eigenen Inventars, des PFzS.

„In seiner ersten Fassung beinhaltete er jeweils 12 Items für sechs verschiedene Dimensionen, im folgenden auch Emotionsskalen genannt. Diese Emotionsskalen sind: Depressionen, Angst, Psychosomatische Gestörtheit, Streß, Wohlbefinden und Coping. In umfangreichen Vortests mit Studenten wurde der Fragebogen auf seine experimentelle Maßgenauigkeit und Zuverlässigkeit hin geprüft. Als Resultat der durchgeführten Verfahren (Itemanalyse, Trennschärfenberechnung, Faktorenanalyse) wurden die jeweiligen Skalen auf 10 Items gekürzt. Die Beantwortung der Items erfolgt anhand einer fünfstufigen Einschätzskala. Ein Teil der Fragen ist positiv, ein anderer Teil negativ formuliert" (Krüger, 1990: 87). Der Fragebogen liegt in drei verschiedenen Versionen (Form A, B und C) vor, wodurch er nicht nur als Vor- und Nachtest, sondern auch als Verlaufstest verwendet werden kann.

Fortsetzung der Untersuchungsreihe

Weber setzte seine Untersuchungen Anfang des Jahres 1984 an „Nur-Hausfrauen" fort. „Eine Reihe von Gründen führte zu der Vermutung, daß bei ihnen ein gut dosiertes Bewegungstraining in Form des langsamen Dauerlaufes - begleitet von Gymnastik, insbesondere Stretching - in besonderem Maße geeignet ist, das allgemeine Lebensgefühl und Wohlbefinden positiv zu beeinflussen" (Weber, 1988: 169).

Auf eine Annonce in Paderborner Tageszeitungen meldeten sich 169 Frauen, welche die gewünschten Bedingungen erfüllten: (1) laufunerfahren zu sein und wenig Zutrauen in ihre körperliche Leistungsfähigkeit zu haben, (2) regelmäßig dreimal pro Woche vormittags am Kurs teilnehmen zu können. „Da wir nur 60 Frauen, zu je gleichen Anteilen auf Versuchs- und Kontrollgruppen verteilt, zu betreuen in der Lage waren, wurde durch Zufallsauswahl entschieden. Das Durchschnittsalter in beiden Gruppen lag bei 42 - 43 Jahren (Spannweite 31 - 69 Jahre)" (ebenda).

Von Mitte März bis Ende Juni nahm die Versuchsgruppe jeweils montags, mittwochs und freitags am von Laufleiterinnen geführten Laufkurs teil - Dauer insgesamt 13 Wochen. Nach einem Vierteljahr sollten alle Teilnehmerinnen imstande sein, „eine halbe Stunde lang ununterbrochen in langsamem Tempo zu laufen. Bis auf zwei Frauen hielten alle durch. Die Frauen der Kontrollgruppe B mußten sich an den psychologischen Testuntersuchungen ebenso beteiligen wie die der Gruppe A. Als Belohnung erhielten sie das Versprechen, an einem 3monatigen Laufkurs im Herbst teilnehmen zu dürfen" (Weber, 1986: 54). Da der weitaus größere Teil der Versuchsgruppe nach Abschluß des Kurses unter eigener Regie weiterlief, konnte bei ihm im Juni 1985 zusätzlich eine Nachuntersuchung durchgeführt werden. Die folgenden herausgegriffenen Ergebnisse beziehen sich auf eben diese (20) Läuferinnen.

Die Mittelwerte der Variable Wohlbefinden zeigten nach Ende des Laufkurses einen statistisch „sehr signifikanten" Unterschied zugunsten der Läuferinnen. Lagen beide Gruppen zu Beginn noch annähernd gleich (Läuferinnen: 35.2, Nicht-Läuferinnen: 32.7), so bewegten sie sich zum Ende hin deutlich auseinander (Läuferinnen: 41.7, Nicht-Läuferinnen: 33.3). Auch ein Jahr danach blieb das gesteigerte Wohlgefühl der weiterhin aktiven Frauen auf in etwa gleicher Höhe (40.5) (ebenda: 16).

Ähnlich die Veränderungen in den Variablen Angst und Streß (siehe Tabelle 1). Während bei der Kontrollgruppe die Testwerte wiederum in etwa auf gleichem Niveau blieben, zeigten sich bei der Versuchsgruppe „statistisch hoch bedeutsame Unterschiede". Das Angstniveau und die Reaktionsschwelle bei

Streß veränderten sich zur wünschenswerten Seite hin. Ein Jahr danach hatten sich die Streßwerte leicht erhöht, die Angstwerte dagegen leicht erniedrigt – allerdings nicht in einem statistisch bedeutsamen Sinne (ebenda: 56-58).

	Angst			Stress		
	X1	X2	X3	X1	X2	X3
Läuferinnen N=20 Versuchsgruppe	43,3	38,5	37,2	46,8	40,6	41,1
Nicht-Läuferinnen N=27 Kontrollgruppe	44,4	42,7	-	49,1	47,9	-

Tabelle 1: Mittelwerte der Variablen „Angst" und „Stress" zu Beginn (X1), am Ende (X2) und nach 1 weiteren Jahr Laufen (X3) (EBD: 56)

Weitere Untersuchungen – jeweils mit Versuchs- und Kontrollgruppen – folgten: an voll berufstätigen Frauen und Männern (1985), Senioren (1986) und Psychosomatikern. „Die quantitativen Befunde weisen sämtlich in eine weitgehend gleiche Richtung: Läufer/innen – unabhängig von Alter, Beruf, sozialem Status u. ä. – fühlen sich nach der Behandlung mit unserem standardisierten Laufprogramm im Vergleich zu vorher vitaler, leistungsfähiger, im ganzen gesünder. Sie sind weniger häufig krank und in besserer seelischer Verfassung (gesteigertes Wohlbefinden). Im einzelnen: weniger Angst (Gegenwartsangst), weniger depressive Gestimmtheit, größere emotionale Ausgeglichenheit, höhere Selbstachtung, günstigeres Selbstkonzept, widerstandsfähiger in Streß-Situationen.

Ferner lassen die Ergebnisse in unterschiedlicher Ausprägung darauf schließen, daß besonders ältere Menschen durch ein richtig dosiertes Laufprogramm den beklagten Verlust an Vitalität, Lebensfreude und -tüchtigkeit weitgehend kompensieren können" (Weber, 1999: 19f).

Lauftherapie institutionalisiert

Am 8. März 1988 gründete Weber zusammen mit einigen Lauffreunden - darunter Ärzte, Psychologen und Pädagogen - das „Zentrum für Lauftherapie e. V. (ZfL)", 1990 in „Deutsches Lauftherapiezentrum e. V. (DLZ)" umbenannt. „Um das in der Praxis eingehender zu probieren, umzusetzen, weiter zu entwickeln, was ich zuvor aus einer Reihe von Feldexperimenten an Erkenntnissen gewonnen hatte, brauchte ich ein Institut außerhalb der Hochschule. Ich wollte möglichst unabhängig sein, weniger Rücksicht nehmen müssen auf bürokratische Belange und Regelungen. Mein zentraler Gedanke war, Menschen mithilfe der Lauftherapie eine wirksame Methode zur Vorbeugung, Verminderung, Bewältigung und Kontrolle von Stress (in all seinen verschiedenen Symptomen) nahe zu bringen" (Weber, 2001: 149). Dazu wurden vor Ort offene Lauftherapiekurse eingerichtet, Vorträge organisiert und Richtlinien für eine Ausbildung von Lauftherapeutinnen und -therapeuten erarbeitet.

Die Lauftherapiekurse ziel(t)en auf einen weit gesteckten Personenkreis. „Wir wollen die Personen ansprechen, die sich in ihrem alltäglichen Leben durch Streß, Belastungen verschiedenster Art und Bewegungsmangel in ihrem Wohlbefinden mehr oder weniger stark beeinträchtigt fühlen" (Weber, 1999: 26). Durch Laufen sollen in ihnen heilende Kräfte mobilisiert und gefördert werden. Im Vordergrund steht entsprechend der offenen Ausrichtung die Prävention (Vorbeugung), nicht das Beseitigen/Heilen von Krankheiten.

Die praktische Umsetzung erfolgt nach einem Modell, das sich als „Standard-Laufprogramm" empfohlen hat. Gelaufen wird für die Dauer von 3 Monaten (12 Wochen) an 2 Tagen pro Woche - Ziel: 30 Minuten ununterbrochenes Laufen. Jede Laufeinheit wird ergänzt durch Dehn- und Stretchübungen sowie eine leichte Lockerungs- und Kräftigungsgymnastik. Zusätzlich finden Beratung und Gruppengespräche statt. - Das Laufprogramm (für Anfänger) ist nachfolgend widergegeben (Tabelle 2). - Für jeden Absolventen eines Anfängerkurses besteht die Möglichkeit der Teilnahme an einem Fortgeschrittenenkurs. „Danach empfiehlt das DLZ auf Anfrage die Bildung informeller Laufgruppen oder den Anschluß bei Lauftreffs oder Sportvereinen mit entsprechenden Abteilungen" (ebenda: 31).

Woche	Laufen/Gehen je Übungstag	reine Laufzeit in Min.
1	7 Mal: 1 Min. Laufen / 2 Min. Gehen	7
2	10 Mal: 1 Min. Laufen / 1 Min. Gehen	10
3	7 Mal: 2 Min. Laufen / 1 Min. Gehen	14
4	5 Mal: 3 Min. Laufen / 1 Min. Gehen	15
5	4 Mal: 4 Min. Laufen / 1 Min. Gehen	16
6	3 Mal: 5 Min. Laufen / 1 Min. Gehen anschl. 2 Min. Laufen / 1 Min. Gehen	17
7	3 Mal: 6 Min. Laufen / 1 Min. Gehen	18
8	2 Mal: 8 Min. Laufen / 1 Min. Gehen anschl. 3 Min. Laufen / 1 Min. Gehen	19
9	2 Mal: 12 Min. Laufen / 1 Min. Gehen	24
10	20 Min. ununterbr. Laufen / 3 Min. Gehen	20
11	2 Mal: 18 Min. Laufen / 1 Min. Gehen	36
12	30 Min. ununterbr. Laufen	30

Tabelle 2: Standard-Laufprogramm des Deutschen Lauftherapiezentrum e. V. (Anm. 9)

Was 1988 mit 4 Kursen begann, zählte im Jahr 2000 allein 25 Kurse. Insgesamt wurden in den ersten 13 Jahren des Bestehens des DLZ in Paderborn und im benachbarten Bad Lippspringe, wo sich seit 1993 die DLZ-Geschäftsstelle (Anm. 10) befindet, über 200 Kurse mit knapp 3000 Teilnehmern durchgeführt. Das macht im Mittel 14 Teilnehmer pro Kurs und 17 Kurse pro Jahr (DLZ, 2001: 12).

Die wissenschaftliche Begleitung auf der Grundlage skalierter Streß-Fragebögen (vorher - nachher) - von Weber und dem DLZ entwickelt (s. dazu Weber, 1999: 40-42) - erlaubt zudem Aussagen über die Wirksamkeit der offenen Lauftherapie. Danach besserten sich folgende Beeinträchtigungen/Streßbelastungen (in der Reihenfolge ihrer Nennung zu Laufbeginn) bei X% der Kursanden:

Beeinträchtigungen / Stressbelastungen	**gebessert bei**
Bewegungsmangel	90%
Müdigkeit / Vitalitätsschwäche	75%
Probleme mit dem Körpergewicht	20%
Rückenschmerzen	26%
Nervosität / Unruhe	48%
Vermehrte Gereiztheit / Überreaktionen	24%
Stimmungsschwankungen / Depressionen	25%

Tabelle 3: Beeinträchtigungen/Streß-Belastungen der Lauftherapieteilnehmer nach dem LT-Kurs bezüglich Besserung (Anteile in %) (Zufallsauswahl aus den Jahren 1993, 1995 und 1996/97; n = 200; Durchschnittsalter der Tn = 40 Jahre; 80% Frauen, 20% Männer) (Weber, 1999: 23)

„So gesehen bewirkt die Lauftherapie bereits in relativ kurzer Zeit ein hohes Maß an Veränderung in verschiedenen Bereichen des Streß-Erlebens und des Sich-Fühlens" (ebenda: 23). Diese Veränderungen in den psychologischen Variablen und im gesamten Lebensstil hält Weber für noch weit beeindruckender als die Verbesserung der körperlichen Fitneß, der Kondition und Ausdauer.

Um möglichst vielen Menschen das Angebot Lauftherapie, Marke Paderborner Modell, zu machen, forcierte Weber die Idee der Ausbildung von Lauftherapeuten. Hatte er bislang in Vorbereitung seiner Forschungsprojekte einzelne Personen auf ihre Kursleitungsaufgaben vorbereitet, so suchte er nunmehr nach einem umfassenden und stringenten Kurskonzept, um laufbewegten Menschen aus psychosozialen Berufen jene Kenntnisse, Fähigkeiten, Einsichten und Methoden zu vermitteln, die sie zu verantwortlichem lauftherapeutischem Handeln befähigen (DLZ, o. J.: 4). Seine Erwartungen an einen solchen Ausbildungsgang formulierte er wie folgt: „Weil in der Lauftherapie sowohl körperorientiert als auch personen- und sozialbezogen gearbeitet wird - wobei stets der ganze Mensch in seiner körperlichen und geistigen und emotionalen Gestalt im Blickpunkt sein sollte - müssen Lauftherapeuten hoch qualifiziert sein. Sie müssen nicht nur Fachkenntnisse über Lauftherapiekonzepte und ihre Umsetzung in die Praxis haben, sondern konkretes Wissen ist auch gefordert in den Bereichen wie Ernährung, Trainingslehre, Orthopädie, Physiologie, Anatomie, Hygiene, Erste Hilfe, Physiotherapie, Laufausrüstung, Lauftechnik und -stile, nicht zuletzt in Pädagogik, Psychologie, Psychotherapie und angewandter Gruppendynamik. Und sie sollten selbstverständlich Vorbild und Modell auch in läuferischer Hinsicht sein, Athleten im wohlverstandenen Sinne. Schließlich sollten sie Partner, Freunde und Helfer jener Personen sein, die sich ihnen anvertrauen" (Weber, 1993: 21).

Mit dem von ihm und Mitarbeitern erarbeiteten Richtlinien zur Aus- und Weiterbildung und einem interdisziplinär einberufenem Dozententeam gab Weber im April 1991 den Startschuss. Die Ausbildung umfaßt nach ersten Weiterentwicklungen 245 Stunden und erstreckt sich über eineinhalb Jahre. Einmal im Monat kommen die Teilnehmer für ein Wochenende zum Unterricht nach Bad Lippspringe. Sie stammen aus allen Teilen Deutschlands, vereinzelt auch aus Österreich und der Schweiz. Im Frühjahr eines jeden Jahres beginnt ein neuer Kurs, in 2002 waren es sogar zwei - Kursstärke: um die 20 Teilnehmer. Nach dem Erwerb ihres Diploms bieten viele ihre Dienste im beruflichen Zusammenhang oder auf dem freien Markt an.

Mitentscheidend für die Zahl und Auslastung der Lauf- und Ausbildungskurse ist Webers unermüdliches öffentliches Auf- und Eintreten für die Lauftherapie und das DLZ. „Von Beginn der LT an, in den achtziger Jahren, haben wir stets engen Kontakt zu den lokalen Tageszeitungen gehalten" (Weber, 1999: 32). Weber gab Interviews für Zeitschriften und Journale, Rundfunk und Fernsehen, hielt Vorträge und Laufworkshops ab (Anm. 11), organisierte Gesundheitstage und Kongresse (Anm. 12), veröffentlichte in Fachzeitschriften, Periodika und Büchern (Anm. 13). Daneben gibt er die halbjährlich erscheinende DLZ-Rundschau (Anm. 14) heraus, die längst „einen originellen Nischenplatz in der Szene beanspruchen darf“ (Weber, 2001: 3).

All das hat das Deutsche Lauftherapiezentrum zu einer weithin bekannten und anerkannten Institution gemacht; das Kürzel DLZ ist heute auf dem Gesundheitssektor nicht nur ein Marken-, sondern Gütezeichen. Prof. Dr. Alexander Weber, geistiger Vater und Macher, hat die Richtung, den Weg und das Tempo bestimmt. Aus seiner privaten Laufsensation wurde Passion, aus seiner Passion Vision, aus seiner Vision Realisation. Dabei ist er seinen wissenschaftlichen Grundsätzen immer treu geblieben; trotz aller Begeisterung ist ihm plakative Vereinfachung oder Überzeichnung fremd. „Die DLZ-Philosophie ... setzt auf gesicherte Erkenntnisse, etwa der Laufforschung, stützt sich auf große Vorbilder der Lauftherapie, auf Persönlichkeiten, die ihre Sache kritisch hinterfragen, sich der Wahrheit verpflichtet fühlen. Und nicht auf Mode-Gurus, die den Menschen erzählen, wie sie ruck-zuck zur forever young-Generation mutieren, dem biologischen Verfall und Tod davonjoggen können“ (ebenda).

Dass der langsame Dauerlauf „kein Allheilmittel, schon gar nicht eine Wunderdroge“ ist, hat Weber immer betont. „Jedoch stellt er eine relativ einfache Methode dar, um körperliche Gesundheit und seelisches Wohlbefinden sehr nachhaltig in gewünschter Richtung zu beeinflussen“ (Weber, 1986: 122). Dabei stand und steht für Weber die Befähigung des Klienten zur Selbsthilfe stets im Vordergrund. Sein Credo: „Den (Seelen-) Arzt in sich selber entdecken und durch die Körperarbeit Laufen aus eigener Kraft für das erwünschte Wohlbefinden sorgen“ (ebenda: 6). Weil wir unsere Gesundheit wesentlich selber verantworten und aufgerufen sind, das zu tun, was der eigenen Gesundheit dient. „Dann haben wir gute Chancen, dass wir auch im Alter gut über die Runden kommen. Das heißt etwa: die Selbständigkeit trainieren und geistig und körperlich rege und beweglich bleiben, aktiv am gesellschaftlichen Leben teilnehmen, das Dasein lustvoll genießen, ihm Sinn verleihen" (Weber, 2002: 3).

Anmerkungen

(1) Weber hat das 1. und 2. Staatsexamen als Lehrer und das Diplom in Psychologie. 1971 promovierte er zum Dr. rer. nat. in den Fächern Psychologie, Pädagogik und Zoologie.

(2) Prof. Dr. Reinhard Tausch, geb. 1921, arbeitete über 30 Jahre in Forschung und Lehre am Psychologischen Institut III der Universität Hamburg sowie in psychologisch-therapeutischer Praxis in Stuttgart. 1991 erhielt er die Hugo-Münsterberg-Medaille des Berufsverbandes Deutscher Psychologen für seine Verdienste in der Angewandten Psychologie. Seine bekanntesten Bücher: „Erziehungspsychologie" (über 150.000 Exemplare), „Gesprächspsychotherapie", „Hilfen bei Streß und Belastung".

(3) In den 80er Jahren trainierte Weber für andere als ausschließlich gesundheitliche Ziele (Weber, 2001: 152). Er nahm in seiner Altersklasse an Laufwettbewerben auf allen Langstrecken bis einschließlich Marathon teil, in den 90er Jahren zusätzlich an Triathlonwettbewerben. Seine 10.000-m-Bestzeit: 35.28 Min. (Spiridon, H. 6/2002: 55).

(4) Weber wurde 1974, 37jährig, zum Professor im Fach Erziehungswissenschaft - unter besonderer Berücksichtigung empirischer Verfahren in Forschung und Lehre - ernannt.

(5) „Auf der Grundlage dieses experimentellen Designs versprachen wir uns größtmögliche interne Validität und Aussagekraft der Befunde. Daß man bei derartigen Untersuchungen nicht mit großen Stichproben operieren kann, liegt auf der Hand. Im übrigen ist die Beobachtung und Messung bestimmter Merkmale in der Form zufallsbedingter Zuordnungen und Vergleiche - Experimental- versus Kontrollgruppe - von wissenschaftlich größerer Relevanz als das, was sich in der Vorstellung des Laien häufig mit sogenannten großen Stichproben verbindet" (Weber, 1984: 104f).

(6) Es handelt sich dabei um eine Adaption des von C. D. Spielberger et al. im Jahr 1970 entwickelten „State-Trait-Anxiety-Inventory".

(7) „Dieser Unterschied zu den Patienten der Kontrollgruppe ist statistisch sehr signifikant gesichert (t-Test, $F=6.88$, $p<.01$)" (Weber, 1984: 109).

(8) Die varianzanalytische Bearbeitung des Datenmaterials bestätigt für beide Gruppen die statistische Signifikanz der Testergebnisse im Hinblick auf den Zeitfaktor (Messung zu Beginn versus Messung am Schluß der Behandlung).

Die zufallskritische Überprüfung der Werte zwischen den Gruppen (Läufer vs. Nichtläufer) erbringt nicht generell statistisch signifikante Ergebnisse. Bei so geringen Probandenzahlen wie im vorliegenden Fall müssen die Differenzwerte schon sehr groß ausfallen, um als statistisch gesichert zu gelten" (Weber, 1984: 110).

(9) „Das DLZ-Laufprogramm ist nicht für jede Gruppe in gleicher Weise verbindlich festgelegt. Kleine Variationen sind nicht nur zulässig, sondern sogar erwünscht. Denn jeder LT-Kurs, jede Laufgruppe ist anders zusammengesetzt: Person ist nicht gleich Person, und Kurs ist nicht gleich Kurs" (Weber, 1999: 36).

(10) Adresse: An der Jordanquelle 22, 33175 Bad Lippspringe.

(11) Weber ist Begründer der einwöchigen Lauf-Encounter, die er bereits seit 1978 jährlich an der Nordseeküste leitet. „'Encounter' heißt soviel wie Begegnung. Es begegnen sich Leute in der Gruppe, die Interesse und Freude am Laufen haben. Eine Gruppe ist zwischen 10 und 16 Personen stark. Über gemeinsame Läufe und Erlebnisse wird miteinander gesprochen, persönliche Erfahrungen und Gefühle werden in der Gruppe ausgetauscht" (Weber, 1984: 54).

(12) Hervorzuheben ist das 1. Bad Lippspringer Symposium „Gesundheitsförderung durch Lauftherapie" vom 17. bis 20. April 1997 mit zahlreichen Vorträgen und Workshops, Praktischer Lauftherapie im Schnupperkurs und 1. Bad Lippspringer Quellenlauf.

(13) Die bislang umfassendste Zusammenstellung findet sich bei Schüler, W. W.; Richter, K. (2002): Gesund durch Laufen. Bibliografie deutschsprachiger Literatur. Wiesbaden: Thorsten Reiß, S. 61-65.

(14) Sie wurde 1996 ins Internationale Katalogverzeichnis der wissenschaftlichen Bibliotheken aufgenommen - ISSN 1430 - 8797.

Literatur

DLZ (o. J.): Richtlinien für die Aus- und Weiterbildung von Lauftherapeuten/innen. (2. Änderung vom 26.03.1996) Bad Lippspringe

DLZ (2001): Entwicklung der Lauftherapiekurse. In: DLZ-Rundschau, H. 25, S. 12

Krüger, M. (1987): Der Paderborner Fragebogen zur Selbsteinschätzung (PFzS) als Meß- und Diagnoseinstrument. Eine Beschreibung des Inventars und Darstellung bisheriger Messungen bei ausgewählten Stichproben. Diplomarbeit am Fb Erziehungswissenschaft, Uni/GH Paderborn

Krüger, M. (1990): Laufen und seelisches Befinden - eine empirische Untersuchung an Marathonläufern. In: Weber, A. - Hrsg. -, S. 85-103

Pramann, U. (1998): Laufen. (Reihe „Kleine Philosophie der Passionen") München: dtv, S. 65-70: Der Lauf-Professor

Weber, A. (1981): „Ich fühle mich unglaublich wohl" - Warum Läufer laufen. Eine Untersuchung der Motive von Gewohnheitsläufern. In: Psychologie heute, 8. Jg., H. 8, S. 38-41

Weber, A. (1982): Laufen - Motive und Wirkungen. Eine repräsentative Untersuchung an Volkslaufteilnehmern. In: Sportwissenschaft, 12. Jg., H. 2, S. 174-184

Weber, A. (1984): Rezept gegen Alkoholabhängigkeit: Laufen - dreimal wöchentlich. In: Psychologie heute, 11. Jg., H. 6, S. 16-18

Weber, A. (1984): Laufen als Behandlungsmethode - eine experimentelle Untersuchung an Alkoholabhängigen in der Klinik. In: Suchtgefahren, 30. Jg., H. 3, S. 160-167

Weber, A. (1984): Laufrezepte. Bruchhausen-Vilsen: VolksSport

Weber, A. - Hrsg. - (1984): Gesundheit und Wohlbefinden durch regelmäßiges Laufen. Paderborn: Junfermann

Weber, A. (1986): Seelisches Wohlbefinden durch Laufen. (Reihe „Fit für das Leben") Oberhaching: sportinform

Weber,A. (1987): Trainingsprogramm für Laufanfänger. (Reihe „Der Trainingsbegleiter). Oberhaching: sportinform

Weber, A. (1988): Anfängerlaufen für Hausfrauen. In: Schulke, H.-J. - Hrsg. - : Alltagslauf als Aufbruch. Wuppertal: Hans Putty, S. 168-175

Weber, A. (1990): Laufen als Therapie. Paderborn: DLZ (2., überarb. Aufl.)

Weber, A. - Hrsg. - (1990): Bewegung braucht der Mensch. Langsamer Dauerlauf als Vehikel für gesünderes Leben? Erkrath: Spiridon

Weber, A. (1991): Burnout und Lauftherapie - Diagnose, Symptome, Behandlungsweg, Erfolgsmessung. In: Meyer, E. - Hrsg. -: Burnout und Streß. Praxismodelle zur Bewältigung. Baltmannsweiler: Schneider, S. 86-95

Weber, A. (1991): Editorial. In: DLZ-Rundschau, Ausg. 6, S. 3-4

Weber, A. (1993): Lauftherapie - Eine erlernbare Kunst? In: Klement, K.; Oswald, F.; Rieder, A. - Hrsg. -: Bildung - Schwelle zur Freiheit. Linz, S. 149-153

Weber, A. (1993): Warum Lauftherapie? In: DLZ-Rundschau, Ausg. 10, S. 21

Weber, A. (1994): Laufen als Psycho-Therapie. In. Becker, U. - Hrsg. -: Leichtathletik im Lebenslauf. Bericht vom Breitensport-Kongreß des DLV vom 23. bis 25. Oktober 1992 in Mainz. Aachen: Meyer & Meyer, S. 350-354

Weber, A. - Hrsg. - (1999): Hilf dir selbst: Laufe. Das Paderborner Modell der Lauftherapie und andere Modelle des Laufens. Paderborn: Junfermann

Weber, A. (2000): Psychologische Aspekte des Langstreckenlaufs in der Lauftherapie. In: Ziemainz, H.; Schmidt, U.; Stoll, O. - Hrsg. -: Psychologie in Ausdauersportarten. Butzbach-Griedel: Afra, S. 55-66

Weber, A. (2001): Editorial. In: DLZ-Rundschau, H. 26, S. 3

Weber, A. (2001): Begegnungen mit Reinhard Tausch. Briefe (1976-2001). In: Langer, I. - Hrsg. -: Menschlichkeit und Wissenschaft. Festschrift zum 80. Geburtstag von Reinhard Tausch. Köln: GwG, S. 135-154

Weber, A. (2002): Editorial. In: DLZ-Rundschau, H. 28, S. 3

Vom Selbstversuch zur Serie. Das Deutsche Lauftherapiezentrum in Bad Lippspringe – 20 Jahre im Dienste der Gesundheit

von Wolfgang W. Schüler (2008)

aus: Laufzeit, 19. Jg., 2008, H. 4, S. 20-21

Was ist Laufen? Das, was jeder Einzelne daraus macht. Laufen kann verschiedenen Zielsetzungen dienen; entsprechend vielfältig sind die Anwendungs- und Erscheinungsformen. Ob es als Leistungs- oder Gesundheitssport, als Wettkampfdisziplin oder Bewegungstherapie betrieben wird: zentraler Maßstab der Unterscheidung und Bewertung ist die Dosierung. Wann ein Lauf z. B. zum Gesundheitslauf wird, gar zur Therapie, das beantwortet Prof. Dr. Alexander Weber, Gründer und 1. Vorsitzender des Deutschen Lauftherapiezentrums (DLZ), vereinfacht so: „Immer dann, wenn man sich nicht überanstrengt und man nicht auf eine bestimmte Leistung hin fixiert ist."

Weber weiß, wovon er spricht; er hat es so zunächst an sich selber erfahren. Als „Hausmittel" eingesetzt, profitierte er vom Laufen am meisten, wenn er spürte, dass er sehr angestrengt war, den Kopf voll hatte, nicht abschalten konnte. „Spätestens nach einer Stunde hat mich der rhythmische Lauf, allein in freier Natur und in ruhigem, gleichmäßigem Tempo durchgeführt, in den angestrebten Zustand des Wohl-Befindens versetzt." Nach solch einem Lauf fühlte er sich ausgeglichener, gelöster, einfach besser im Vergleich zu vorher.

Das wissenschaftliche Interesse des Psychologen und Hochschullehrers war geweckt. Während hierzulande die Laufmedizin bereits Fuß gefasst hatte – erinnert sei an die Forschungen von Prof. Dr. Wildor Hollmann (Köln) und die Untersuchungen von Dr. Ernst van Aaken (Waldniel) –, steckte die Laufpsychologie noch in den Kinderschuhen. Webers Verallgemeinerung, dass Laufen Prozesse der Selbsterziehung und Selbsttherapie in Gang setzen kann, fand in den Ergebnissen seiner groß angelegten Untersuchung an Volkslaufteilnehmern (1979 - 1980) ausreichende Bestätigung. Dabei drängte sich ein weiterer Gedanke geradezu auf: Wenn Laufen als Selbsttherapie wirksam werden konnte, musste es auch als professionelle Methode zur Behandlung körperlicher und seelischer Beeinträchtigungen nutzbar sein.

Paderborner Modell

Auf der Grundlage eines eigens entwickelten Laufprogramms und Untersuchungsinventars - bekannt geworden als „Paderborner Modell der Lauftherapie" -, führte Weber nun (in den 1980er Jahren) Studien mit verschiedenen Zielgruppen durch: Studenten/innen, Hausfrauen, berufstätige Frauen und Männer, Senioren, Psychosomatiker, Alkoholiker. Jeweils verglich er laufende mit nicht-laufenden Versuchspersonen und fand in den Ergebnissen weitgehende Übereinstimmung: Die Läufer/innen fühlten sich nach der Laufbehandlung weniger niedergeschlagen und bedrückt, vitaler und leistungsfähiger; sie waren weniger häufig krank und in besserer seelischer Verfassung. Für die sportlich Inaktiven ließ sich dergleichen nicht feststellen; erwartungsgemäß blieben ihre Ausgangswerte nahezu unverändert.

Ein Forscher im Elfenbeinturm der Wissenschaft hätte sich ab diesem Zeitpunkt zurücklehnen und sich im Lichte seiner Erkenntnisse sonnen können - nicht so Alexander Weber. Für ihn ging die Arbeit jetzt erst richtig los. Er suchte nach Wegen, seine Erkenntnisse in den Dienst der Gesundheit zu stellen, d. h. allgemein zugänglich zu machen. „Mein zentraler Gedanke war, Menschen mithilfe der Lauftherapie eine wirksame Methode zur Vorbeugung, Verminderung, Bewältigung und Kontrolle von Stress nahe zu bringen." Menschen, die sich in ihrem Alltag durch Belastungen verschiedenster Art sowie Bewegungsmangel in ihrem Wohlbefinden mehr oder weniger stark beeinträchtigt fühlen. Dass die Lauftherapie in relativ kurzer Zeit ein hohes Maß an Veränderung bewirkt, zudem eine einfache Methode ist, um heilende Kräfte zu mobilisieren und zu fördern, waren starke Argumente dafür.

Lauftherapie

„Die Lauftherapie ist ein ganzheitlicher, unspezifischer Weg zur Prophylaxe und Behandlung von Beeinträchtigungen im physischen und psychischen Bereich."

Im März 1988 gründete Weber neben seiner Professoren-Tätigkeit an der Universität Paderborn/NRW zusammen mit Gleichgesinnten - darunter auch ehemalige Versuchsteilnehmer - das Zentrum für Lauftherapie, das heutige Deutsche Lauftherapiezentrum (DLZ). Mit diesem Non-profit-Institut mit Sitz in Bad Lippspringe wurden gleich mehrere Aufgaben angegangen und geschultert. Eine liegt im Angebot offener Lauftherapiekurse für den Raum Paderborn, das sich gleichermaßen an Anfänger wie Fortgeschrittene (Absolventen der Anfängerkurse) richtet. Kursleiter helfen ihnen typische Beginnfehler zu vermeiden, das Laufen richtig zu dosieren, damit es zur Wohltat werden kann, und es in gewohnheitsmäßiges Handeln zu überführen. Im Mittelpunkt stehend: die Befähigung der Klienten zur Selbsthilfe. - Die Kurse werden wissenschaftlich begleitet.

Ausbildung der Ausbilder

Um für diese Aufgabe kompetente Anleiter zu gewinnen, vor Ort wie auch überregional, bildet das DLZ seit 1991 berufsbegleitend Lauftherapeuten aus. In der eineinhalbjährigen Aus- und Weiterbildung (jeweils ab April eines Jahres) werden Angehörige verschiedener Heil- und Sozialberufe auf ihre zukünftigen Kursleitungsaufgaben vorbereitet. Weber zum qualitativen Anspruch: „Weil in der Lauftherapie sowohl körperorientiert als auch personen- und sozialbezogen gearbeitet wird - wobei stets der ganze Mensch in seiner körperlichen und geistigen und emotionalen Gestalt im Blickpunkt sein sollte - müssen Lauftherapeuten hoch qualifiziert sein." Inzwischen lehren an der Seite Webers 23 Dozenten u. a. aus den Bereichen Medizin, Physiotherapie, Trainingslehre, Psychologie, Pädagogik, Gruppendynamik und Kommunikation. Auch wurde, unterschiedlichen Anforderungen der Praxis Rechnung tragend, das Fortbildungsangebot erweitert: um Ausbildungen zum Laufgruppenleiter (5tägiges Kompaktseminar jeweils im Mai eines Jahres) und - ganz neu - zum Laufpädagogen (3/4jährig, jeweils im April eines Jahres beginnend). Das Ausbildungssystem der 3 Stufen ist modular und auf Durchlässigkeit hin angelegt. Inhalte werden theoretisch fundiert und gleichzeitig praxisnah vermittelt. Wer das DLZ mit Zertifikat, Zeugnis oder Diplom verlässt, findet - wie viele Beispiele bzw. Rückmeldungen zeigen - Anwendungsfelder sowohl auf dem freien Markt als auch am Arbeitsplatz (z. B. in Betrieben, Kliniken, Heimen).

Ein dritter DLZ-Aufgabenschwerpunkt liegt in der Verbreitung des Anliegens der Lauftherapie in Fachkreisen und in der Öffentlichkeit. Dazu finden zum einen Interviews, Vorträge, Seminare und Tagungen statt. Ein eigenes Publikationsorgan - die „DLZ-Rundschau" -, Buch- und sonstige Veröffentlichungen runden das Engagement von anderer Seite her ab.

Grundsätze des DLZ

„Regelmäßige ausdauernde Bewegung verändert Lebensstile wirksam und dauerhaft. Menschen können ihr gesundheitliches Handeln weitgehend selbst steuern. Das DLZ favorisiert das Konzept der individuellen Gesundheitsförderung, unterstützt die einzelne Person in ihrem Bestreben nach Wohlbefinden und Gesundheit.

Systemischer Ansatz: Bewegung, Essen und Trinken sowie Entspannung/Regeneration sind grundlegende Bereiche der Lebensqualität und Gesundheit. Die Verzahnung dieser Bereiche ist ein wesentliches Moment der ‚DLZ-Philosophie'."

Ergänzung im Manuskript

All das hat das Deutsche Lauftherapiezentrum zu einer weithin bekannten und anerkannten Institution gemacht; das Kürzel DLZ ist heute auf dem Gesundheitsmarkt nicht bloß Marken-, sondern Gütezeichen. Prof. Dr. Alexander Weber, geistiger Vater und „Macher", hat die Richtung, die Wege und das Tempo vorgegeben. Will man von seinem größten Verdienst sprechen, so besteht es zweifellos darin, „Laufen als Therapie" lehr- und lernbar gemacht zu haben. Wie er überhaupt - und darauf weist DLZ-Dozent Klaus Richter hin - „Ideengeber mit sicherem Gespür dafür (ist), was Menschen brauchen. Er kann unterscheiden zwischen zeitlich begrenzten Modeerscheinungen und dem, was langfristig trägt."

20 Jahre DLZ sind Beweis dafür. Analog heißt es zur Feierstunde am 4. April:

Bis 2007 wurden am Deutschen Lauftherapiezentrum

- 289 Lauftherapiekurse durchgeführt,
- 3863 Kursteilnehmer betreut und
- 387 Lauftherapeuten, aus allen Teilen Deutschlands sowie aus Österreich und der Schweiz kommend, ausgebildet.

Zahlen, die für sich sprechen und Alexander Weber zuversichtlich ins neue DLZ-Jahrzehnt blicken lassen. Mittels der Lauftherapie einen Gesundheitsbeitrag für jedermann zu leisten, das war, ist und bleibt sein großes Anliegen. Damit wir in Gegenwart und Zukunft gute Chancen haben, „gut über die Runden (zu) kommen. Das heißt etwa: die Selbständigkeit trainieren und geistig und körperlich rege und beweglich bleiben, aktiv am gesellschaftlichen Leben teilnehmen, das Dasein lustvoll genießen, ihm Sinn verleihen."

„Alle Wege führen nach Rom", manche nach Bad Lippspringe.

Was ich mit dem DLZ verbinde - Rede zu 20 Jahren DLZ und Eröffnung von Ausbildungskurs 18, Deutsches Lauftherapiezentrum, Bad Lippspringe am 04.04.2008

von Wolfgang W. Schüler (2008)

aus: Manuskript

Kennen Sie das auch? Man beginnt aus Vernunftgründen mit dem Laufen und plötzlich macht es Spaß. Der Kopf nimmt die Zügel in die Hand und auf einmal jubelt der Bauch. Ja, was ist denn davon zu halten?

Der Gesundheit zuliebe auf etwas zu verzichten, sich womöglich ein Leben lang etwas versagen zu sollen oder zu müssen, das kennt man schon eher, das kommt einem sogar recht bekannt vor.

Lauftherapie jedoch ist anders, denn Lauftherapie ist keine Verzichtstherapie. Lauftherapie heißt: Laufen in die Genusszone hinein.

Kein Widerspruch zwischen Ratio und Emotion, zwischen Herz und Verstand. Das Motto lautet: Habe Spaß am Laufen, indem du mit eingeschaltetem Kopf - mit Köpfchen sozusagen - läufst: verstandesgemäß langsam.

Wo lernt bzw. erfährt man das Laufen in dieser Dimension zielgerichteter und besser als am Deutschen Lauftherapiezentrum? Und wo gehen die postulierte gesundheitliche Selbstfürsorge und die sich einstellende Lebensfreude durch Laufen eine stärkere Allianz ein als hier?

Als ich 1993 zur Lauftherapie-Ausbildung ans DLZ kam, ahnte ich noch nichts von der infektiösen Breitenwirkung, die von diesem Ort ausgeht. Zunächst fühlte ich mich „nur" in einer Richtung bestärkt, die ich lange Zeit beiläufig gekannt und praktiziert hatte.

Sie müssen wissen: Ich laufe seit 40 Jahren. Was ist es, das mich immerfort antreibt, mich ein Lebensläufer werden ließ? Nicht ein Motiv, vielmehr unterschiedliche Motive zu unterschiedlichen Zeiten, manchmal Gemenge-Lagen.

So startete ich als Kind vorrangig für Finisher-Medaillen; ich war ein Sammler. Als Jugendlicher wollte ich wissen, wie weit die Füße tragen; ich lief meinen ersten Marathon und joggte bzw. walkte Ultradistanzen bis zu 100 km. Als junger Erwachsener spielte ich gerne mit dem Gaspedal; ich wurde ein Jäger nach persönlichen Bestzeiten. Doch mit zunehmender beruflicher und familiärer Inanspruchnahme und Auslastung ‚ging aus mein Herz und suchte andere Freud'. In dieser Zeit kam mir die Ausbildung in Lauftherapie sehr gelegen. In deren Verlauf sah ich nämlich die Chance, Lauftherapeut auch in eigener Sache zu werden.

Zudem, und da macht ich mir nun gar nichts vor: Ab einem gewissen Alter kann man an der Gesundheitsfrage ohnehin nicht (mehr) vorbeilaufen.

Meine Lauftherapie-Ausbildung ist, wie Sie sich denken können, längst beendet. Ich bin aber immer noch hier. Warum? Ehrlich gesagt: Es hätte mir sonst etwas gefehlt. In den eineinhalb Jahren, in denen ich Monat für Monat ans DLZ gefahren bin, ist es mir geistige und persönliche Heimat geworden.

Das soll heißen:

- Als Geburtsstätte der deutschen Lauftherapie-Bewegung ist mit das DLZ Quelle der Inspiration,

- Als Mekka der Lauftherapiebewegten Ort der Begegnung mit Gleichgesinnten aus nah und fern, Ort auch manch neu entstandener Freundschaft,

- Als Weiterbildungsinstitut ist es mir Ideenmarkt, Börse kollegialen Austauschs und persönlicher Wissens-TÜV, Updates inbegriffen,

- Als Organisator kommunikativer Läufe Plattform, um entspannt und genussvoll mit Anderen laufen zu können - wofür Bad Lippspringe einen stimmigen Rahmen bietet.

So frage ich: Wo bekommt man schon so viel auf einmal geboten?!

Doch wer wollte nur an sich selbst denken ...

Brauchen nicht auch Ermutiger - Laufpäpste eingeschlossen - Ermutigung, vor allem aber Mitstreiter für die gute Sache, ein Sich-Einbringen mit der eigenen Neugierde, Begeisterung und Kompetenz? Was ist schon auf einmal zu Ende gedacht, zu Ende gebracht?

Ja, bewegt sein und etwas mit zu bewegen - in 15 von 20 Jahren seines Bestehens habe ich das DLZ von verschiedenen Aufgabenseiten kennen gelernt und es in mancher Funktion begleiten dürfen. Eines hat das Andere angestoßen, eines das Andere denkbar gemacht und hergeleitet. Nach vorne geblickt und als Richter über mich selbst gebe ich mir hier an diesem Ort ohne zu zögern, da gerne, „lebenslänglich".

Insofern: Seien Sie, die Neuen unter uns, auf der Hut! Sie wollen hier wahrscheinlich nur ihre Ausbildung machen. Bleiben Sie getrost bei Ihrem Vorsatz. Gehen Sie jedoch nicht davon aus, dass es nicht auch mehr werden könnte. Vor allem: Bleiben Sie gelassen, wenn es mehr werden sollte; Sie werden sich sowieso nicht dagegen wehren können.

20 Jahre Deutsches Lauftherapiezentrum (DLZ) - Eine Erfolgsstory

von Wolfgang W. Schüler (2008)

aus: Condition, 39. Jg., 2008, H. 5, S. 48-49

Wenn in der Vergangenheit von der Gesundheitswirkung des langsamen Dauerlaufens gesprochen wurde, dann geschah dies fast immer im Hinblick auf die Prävention und Rehabilitation von Herz-Kreislauf-Erkrankungen. Dafür waren hierzulande die sportmedizinische Forschung von Prof. Dr. Wildor Hollmann (Köln) und die laufmedizinischen Untersuchungen eines Dr. Ernst van Aaken (Waldniel) beste Referenz. Die seelisch wirksame Seite des Laufens dagegen lag vergleichsweise lange im wissenschaftlichen Dunkel.

Laufen als Psychotherapie

Der Erste, der sich in Deutschland systematisch Gedanken über die Wohlfühl-Wirkungen und psychotherapeutischen Möglichkeiten des Laufens gemacht hat, war Prof. Dr. Alexander Weber, seines Zeichens Diplom-Psychologe und Erziehungswissenschaftler an der Universität-Gesamthochschule Paderborn. Angetrieben von den eigenen Erfahrungen als Läufer wandte er sich gegen Ende der 1970er Jahre der Laufforschung zu, befragte Volkslaufteilnehmer/innen und verglich in sogenannten Feldexperimenten laufende mit nichtlaufenden Versuchspersonen unterschiedlicher Provenienz - Studenten/innen, Hausfrauen, berufstätige Frauen, berufstätige Männer, Senioren, Psychosomatiker, Alkoholiker.

In den Ergebnissen fand er weitgehende Übereinstimmung: Die Läufer/innen fühlten sich nach der Laufbehandlung weniger niedergeschlagen und bedrückt, vitaler und leistungsfähiger, im Ganzen gesünder; sie waren weniger häufig krank und in besserer seelischer Verfassung. Für die sportlich Inaktiven ließ sich dergleichen nicht feststellen; erwartungsgemäß blieben ihre Ausgangswerte nahezu unverändert.

Institutionalisierung der Lauftherapie

Um die gewonnenen Erkenntnisse in der Praxis nutzbar zu machen, zu verbreiten und weiter zu entwickeln, gründete Weber 1988 zusammen mit einigen Lauffreunden - darunter Ärzte, Psychologen und Pädagogen - das „Deutsche

Lauftherapiezentrum e. V. (DLZ)". Zu dessen Aufgaben wurde bestimmt, die prophylaktischen und therapeutischen Möglichkeiten des Laufens

- allgemein zugänglich zu machen (Durchführung offener Lauftherapiekurse),
- systematisch zu sichten (wissenschaftliche Begleitung der Kurse/Erfolgskontrolle),
- an Angehörige der verschiedenen Heil- und Sozialberufe zu vermitteln (Ausbildung von Lauftherapeutinnen und -therapeuten) sowie
- in Fachkreisen und Öffentlichkeit weiter zu befördern (durch Interviews, Vorträge, Seminare, Kongresse, Publikationen).

Während Weber und Mitarbeiter/innen bei der Durchführung der Laufkurse auf bewährte Vorlagen aus den bisherigen Studien zurückgreifen konnten (Laufbehandlungsprogramm, Untersuchungsinventar), mussten sie, was die Ausbildung zum/zur Lauftherapeuten/in anging, erst einmal gehörige Entwicklungsarbeit leisten: die Ausbildungsrichtlinien bestimmen, die Lehrgebiete präzisieren, ein (interdisziplinäres) Dozententeam einberufen und die Prüfungsordnung festlegen. Drei Jahre später, 1991, war dies geschehen, und der erste Ausbildungskurs konnte an den Start gehen.

Das Laufbehandlungsprogramm

Herzstück von Theorie und Praxis ist das von Weber methodisch ausgearbeitete Laufprogramm, das auf Zeit- anstatt auf Streckenvorgaben basiert. Weil Strecken eher zu flotterem Tempo verleiten - nach dem Motto „Das bringe ich schnell hinter mich" - als Minuten, die ungeachtet des Tempos gleich bleiben. Und so wechseln sich Lauf- und Gehminuten in bestimmter Anzahl miteinander ab, wobei mit fortschreitender Übung die Laufphasen länger und die Gehphasen weniger und kürzer werden. Der Körper (Herz-Kreislauf-System und Bewegungsapparat) erhält dabei ausreichend Zeit zur Anpassung; die Laufleistung wird schrittweise und stressfrei aufgebaut. Wesentliche Voraussetzung dafür, dass sich die gewünschten positiven Wirkungen und Empfindungen einstellen können.

Abgerundet wird das Laufen von Kräftigungs- und Dehnübungen, von individueller Beratung und Gruppengesprächen. In der Standardform, die je nach Erfordernissen und Zielsetzungen abgewandelt werden kann, gelangen die Laufanfänger/innen nach 12 Wochen zu 30 Laufminuten am Stück. Die Teilnahme an einem Fortgeschrittenenkurs ist möglich.

Weiterentwicklungen

Weiterentwicklungen hat es über die Jahre einige gegeben. Nach einem erneuten Forschungsprojekt („Systemische Lauftherapie in drei Stufen") wurde das „alte" Konzept zuletzt um Bereiche, welche eine Verhaltensänderung in Richtung einer (ganzheitlichen) Veränderung des Lebensstils erleichtern sollen, erweitert - nämlich um Ernährung, Entspannung und Lebensführung. Ebenso wurde das Ausbildungsprogramm zu einem 3-stufigen, modularen System ausgebaut, in dem Fortbildungen auch zum/zur Laufgruppenleiter/in und - ganz neu - zum/zur Laufpädagogen/in möglich sind. Das eine soll Interessenten den Einstieg ins nächste offen halten.

Bilanz nach 20 Jahren

Heute, 20 Jahre nach Gründung des DLZ, können Weber und Mitarbeiter/innen stolz auf das Erreichte sein.

Wurden in Bad Lippspringe, dem Sitz des DLZ, sowie im benachbarten Paderborn im Jahr 1988 vier Lauftherapiekurse durchgeführt, so im Jahr 2000 allein 25. Bis heute ergeben sich rund gerechnet 300 Kurse mit 4000 Teilnehmern/innen.

An Lauftherapeutinnen und -therapeuten wurden ca. 350 ausgebildet. Sie stammen aus allen Teilen Deutschlands wie auch aus Österreich und der Schweiz. Viele von ihnen machten bzw. machen nach erhaltenem Diplom Laufangebote, teils am Arbeitsplatz (in Betrieben, Kliniken, Heimen usw.), teils auf dem freien Markt.

Ausblick

Erfolg ist Bestätigung und Ansporn zugleich. Alexander Weber, Gründer und 1. Vorsitzender des Deutschen Lauftherapiezentrums, blickt zuversichtlich ins neue DLZ-Jahrzehnt. Mittels der Lauftherapie einen Gesundheitsbeitrag für jedermann zu leisten, das war, ist und bleibt sein großes Anliegen.

Körperarbeit Laufen als lohnende Investition in die eigene Gegenwart und Zukunft. Damit wir, wie Weber sagt, gute Chancen haben, „dass wir auch im Alter gut über die Runden kommen. Das heißt etwa: die Selbständigkeit trainieren und geistig und körperlich rege und beweglich bleiben, aktiv am gesellschaftlichen Leben teilnehmen, das Dasein lustvoll genießen, ihm Sinn verleihen."

Definition „Lauftherapie" (DLZ)

„Die Lauftherapie ist ein ganzheitlicher, unspezifischer Weg zur Prophylaxe und Behandlung von Beeinträchtigungen im physischen und psychischen Bereich."

Ausgewählte Publikationen (DLZ)

A. Weber (Hrsg.): Hilf dir selbst: Laufe! Das Paderborner Modell der Lauftherapie und andere Konzepte für langfristig gesundes und erfolgreiches Laufen. Paderborn: Junfermann-Verlag, 1999, 358 Seiten

A. Weber & W. W. Schüler: Warum Cooper Aerobics erfand. 11 große Theoretiker der Lauf-Gesundheit. Regensburg: LAS-Verlag, 2005, 186 Seiten

A. Bonnemann, J. Grell & K. Richter (Hrsg.): Laufen und Lauftherapie. Ein Lesebuch. Regensburg: LAS-Verlag, 2006, 226 Seiten

Ausbildungen (DLZ)

Laufgruppenleiter/in
Ziel: Anleitung von Laufanfängern/innen hin zur selbständigen Laufpraxis

Laufpädagoge/in
Ziel: Coaching von Einzelpersonen und/oder Laufgruppen im Sinne der Erziehung zu eigenverantwortlichem, gesundheitlichem Handeln

Lauftherapeut/in
Ziel: Durchführung des Laufens als Physio- und Psychotherapie in einem ganzheitlich verstandenen Sinne

Kurze Statements der Prüfer zum Abschluss von Ausbildungskurs 18 (Auszug)

von Wolfgang W. Schüler (2009)

aus: Manuskript

Kennen Sie den?

„Vierzig Jahre hat der alte Kapitän alle Weltmeere befahren - und jeden Morgen stieg er in seine Kabine, öffnete den Tresor, studierte einen kleinen Zettel und schloss danach sorgfältig wieder ab. Nach seinem Tod will die Mannschaft endlich das Geheimnis lüften. Sie öffnet den Safe und findet einen vergilbten Papierfetzen. Darauf steht: Backbord - links, Steuerbord - rechts!"

Auch Sie hüten mit dem heutigen Abschluss Ihrer Ausbildung zur Lauftherapeutin und zum Lauftherapeuten nun ein "Berufsgeheimnis". Und auch Sie haben einen Zettel, auf dem zwei zentrale Begriffe festgehalten, oder richtiger gesagt, angedeutet sind. Es sind dies die Buchstaben groß "L" und "groß "G". Wofür diese stehen - das wissen Sie.

Machen Sie von Ihrem Zettel reichlich Gebrauch, denn: seine praktische Umsetzung ist eine Garantie dafür, dass Sie Menschen auf gesundheitlich verantwortungsvolle, da sanfte Art und Weise an das Laufen heranführen. Womit Einlösung finden kann, was L und G sein sollen: präventiv, therapeutisch, rehabilitativ.

Wir wissen: je schonender der Beginn, umso größer der Gewinn - für Ihre Klienten genauso wie für Sie.

Ich wünsche Ihnen für Ihre zukünftige lauftherapeutische Arbeit viel Erfolg!

Ausbildung zur Lauftherapeutin / zum Lauftherapeuten (DLZ) - Eintritt ins dritte Jahrzehnt

von Wolfgang W. Schüler (2011)

aus: www.laufreport.de/nachrichten/dlz11/dlz11.htm (abgerufen: Januar 2011)

Sie kommen aus allen Teilen Deutschlands, zuweilen auch aus Österreich und der Schweiz. Ihr Reiseziel: das Deutsche Lauftherapiezentrum (DLZ) im nordrhein-westfälischen Bad Lippspringe. Hier wird Jahr für Jahr ein Ausbildungskurs in Lauftherapie angeboten.

Lauftherapeut zu werden, dies ist in Deutschland seit 20 Jahren möglich - dank Prof. Dr. Alexander Weber. Der Diplom-Psychologe und mittlerweile emeritierte Hochschullehrer (Universität Paderborn) hat hierzu eine einzigartige Ausbildungsmöglichkeit für Läufer geschaffen - für jene, die im psychosozialen Bereich tätig sind und Menschen kompetent und zielsicher an das gesundheitsorientierte Laufen heranführen möchten. Ob er geahnt hat, welche Entwicklung er anstoßen würde, als er 1991 die „Aus- und Weiterbildung von Lauftherapeuten (DLZ)" offiziell eröffnete? Seitdem konnte jedes Jahr ein neuer Ausbildungskurs durchgeführt werden, dreimal sogar als Doppelkurs. Rund 400 zertifizierte Lauftherapeuten (DLZ) gingen bis heute daraus hervor.

Im Rückblick hat Prof. Weber alles richtig gemacht. Was ihm anfangs Idee war, ist heute allgemein anerkannte und weit verbreitete Praxis im Dienst der Gesundheit. Dabei ist die von ihm kreierte Ausbildung „nur" der Endpunkt einer langen persönlichen und fachlich innovativen Entwicklung.

Vorgeschichte

Wir erinnern uns: Wenn in der Vergangenheit von der Gesundheitswirkung des langsamen Dauerlaufens gesprochen wurde, dann geschah dies fast immer im Hinblick auf die Prävention und Rehabilitation von Herz-Kreislauf-Erkrankungen. Dafür waren hierzulande die laufmedizinischen Untersuchungen von Dr. med. Ernst van Aaken (Waldniel) und die sportmedizinische Forschung von Prof. Dr. med. Wildor Hollmann (Köln) beste Referenz. Die seelisch wirksame Seite des Laufens dagegen lag vergleichweise lange im wissenschaftlichen Dunkel.

Der erste, der sich in Deutschland systematisch Gedanken über die Wohlfühl-Wirkungen und psychotherapeutischen Möglichkeiten des Laufens gemacht hat, war Prof. Dr. Alexander Weber. Angetrieben von den eigenen Erfahrungen als Läufer wandte er sich gegen Ende der 1970er Jahre der Laufforschung zu, befragte Volkslaufteilnehmer und verglich in sogenannten Feldexperimenten laufende mit nicht-laufenden Versuchspersonen unterschiedlicher Provenienz - Studenten, Hausfrauen, berufstätige Frauen, berufstätige Männer, Senioren, Psychosomatiker, Alkoholiker.

In den Ergebnissen fand er weitgehende Übereinstimmung: Die Läufer fühlten sich nach der Laufbehandlung weniger niedergeschlagen und bedrückt, vitaler und leistungsfähiger, im Ganzen gesünder; sie waren weniger häufig krank und in besserer seelischer Verfassung. Für die sportlich Inaktiven ließ sich dergleichen nicht feststellen; erwartungsgemäß blieben ihre Ausgangswerte nahezu unverändert.

Um die gewonnenen Erkenntnisse in der Praxis nutzbar zu machen, zu verbreiten und weiter zu entwickeln, gründete Weber 1988 zusammen mit einigen Lauffreunden - darunter Ärzte, Psychologen und Pädagogen - das „Zentrum für Lauftherapie (ZfL)", etwas später in „Deutsches Lauftherapiezentrum (DLZ)" umbenannt. Zu dessen Aufgaben wurde bestimmt, die prophylaktischen und therapeutischen Möglichkeiten des Laufens

- allgemein zugänglich zu machen (Durchführung offener Lauftherapiekurse im Raum Bad Lippspringe - Paderborn),
- systematisch zu sichten (wissenschaftliche Begleitung der Kurse und Erfolgskontrolle),
- an Angehörige der verschiedenen Heil- und Sozialberufe zu vermitteln (Ausbildung zu Lauftherapeuten) sowie
- in Fachkreisen und Öffentlichkeit weiter bekannt zu machen (durch Publikationen, Interviews, Vorträge, Seminare und Kongresse).

Während Weber und Mitarbeiter bei der Durchführung der Lauftherapiekurse auf bewährte Vorlagen aus den bisherigen Studien zurückgreifen konnten (Laufbehandlungsprogramm, Untersuchungsinventar), mussten sie, was die Ausbildung zum Lauftherapeuten anging, erst einmal gehörige Entwicklungsarbeit leisten: die Ausbildungsrichtlinien bestimmen, die Lehrgebiete präzisieren, ein interdisziplinäres Dozententeam einberufen und die Prüfungsordnung festlegen. Drei Jahre später, 1991, war dies geschehen, und der erste Ausbildungskurs konnte an den Start gehen.

Eröffnungsfeier

19. Februar 1991, Kongresshaus zu Bad Lippspringe: Den ersten 23 Absolventen der Ausbildung sowie den zahlreich erschienenen Gästen wurde ein umfangreiches Eröffnungsprogramm geboten - mit Informationsständen, Vorträgen und praktischen Einführungen ins „kommunikative Laufen", unterstützt von Langstrecken-Ass Herbert Steffny, der zugleich zum Thema „Wie ich das Laufen sehe" sprach. Welche Bedeutung der Eröffnung der Ausbildung zum Lauftherapeuten von fachlicher Seite beigemessen wurde, zeigen Auszüge aus einer Reihe von Grußbotschaften, die Prof. Weber erhielt:

„Die positiven physischen und psychischen Wirkungen eines vernünftig betriebenen, individuell dosierten Ausdauersportes stehen außer Frage. Es ist aber auch unbestreitbar, dass die meisten Leiter von Laufgruppen über keine ausreichenden theoretischen und praktischen Erfahrungen auf dem Gebiet des Ausdauersports, insbesondere des Laufens, verfügen. Somit wird auch das Ziel, dem Teilnehmer ‚physisches, psychisches und soziales Wohlbefinden' zu vermitteln, häufig nicht erreicht. Daher leisten Sie einen wertvollen Beitrag zur qualifizierten Ausbildung von Lauftherapeuten und damit zur Verbesserung der Gesundheit weiter Bevölkerungskreise." (Dr. med. Hans-Henning Borchers, Vorsitzender des Deutschen Verbandes langlaufender Ärzte)

„In einer Landschaft der scheinbar zurückgehenden beruflichen Möglichkeiten im Sport und in der Sportwissenschaft kommen Sie mit einem hervorragenden Konzept Ihres Lauftherapiezentrums auf den ‚Markt'." (Prof. Dr. Hans Eberspächer, Sportpsychologe an der Universität Heidelberg)

„Einem Konzept, das sich nicht an verbissene Langstreckenläufer, sondern an Sportlerinnen und Sportler wendet, denen an der Verbesserung von Gesundheit und körperlicher Leistungsfähigkeit wie auch an subjektivem Wohlbefinden und an der Entdeckung des eigenen Ichs gelegen ist - einem solchen Konzept wünschen wir viel Erfolg." (Prof. Dr. Wolf-Dietrich Brettschneider, Sportpädagoge und Prof. Dr. Heinz Liesen, Sportmediziner an der Universität-Gesamthochschule Paderborn)

„Ich bin fest davon überzeugt, dass Sie mit dem Konzept einen richtigen Weg einschlagen haben und vielen auf diesem Gebiet ambitionierten Läufern entgegenkommen. Auch sozialpolitisch liegen Sie damit im Trend der Forderung des Gesundheitsreformgesetzes, die Prävention zu fördern." (Bruno Blum, Präsident des Verbandes Physikalische Therapie)

Die Ausbildung

Individual- und Gruppenprozesse anzuleiten, zu beobachten und durch hilfreiche Gespräche zu begleiten stellt an die Durchführenden weitreichende Anforderungen. Prof. Weber zum qualitativen Anspruch: „Weil in der Lauftherapie sowohl körperorientiert als auch personen- und sozialbezogen gearbeitet wird - wobei stets der ganze Mensch in seiner körperlichen und geistigen und emotionalen Gestalt im Blickpunkt sein sollte - müssen Lauftherapeuten hoch qualifiziert sein."

Zugangsvoraussetzung ist der Abschluss einer Ausbildung in einem psychosozialen Beruf. Darunter fallen u. a. Psychologen, Pädagogen, Sozialpädagogen / Sozialarbeiter, Erzieher, Ärzte, Krankenpfleger, Krankengymnasten sowie Arbeits- und Berufstherapeuten. Neben einem Mindestalter von 25 Jahren und einer Erste-Hilfe-Bescheinigung ist selbstredend eigene Lauferfahrung, und zwar eine regelmäßige Laufpraxis seit mindestens 2 Jahren gefordert. (Näheres regelt die Ausbildungsordnung.)

Die Ausbildung in Lauftherapie selbst findet berufsbegleitend statt, beginnt jeweils im April und dauert gut eineinhalb Jahre, mit Unterricht i. d. R. an einem Wochenende im Monat. In einem ersten Ausbildungsabschnitt werden die laufpädagogischen, im zweiten die lauftherapeutischen Kompetenzen vermittelt. Die Inhalte und Themen orientieren sich an der Praxis und sind theoretisch fundiert. Sie stammen u. a. aus der Medizin, Physiotherapie, Trainingslehre, Psychologie, Pädagogik, Gruppendynamik und Kommunikation. Hospitationen vertiefen den Blick in die Praxis, Fragen zum Marketing helfen bei der Klärung des zukünftigen eigenen Profils. Hierfür steht Weber ein Team aus 27 Dozenten zur Verfügung. Die Ausbildung endet nach einer Projekt- bzw. Hausarbeit und einer mündlichen Prüfung.

Das Laufbehandlungsprogramm

Herzstück von Theorie und Praxis ist das von Weber methodisch ausgearbeitete Laufprogramm, das auf Zeit- anstatt auf Streckenvorgaben basiert. Weil Strecken eher zu flotterem Tempo verleiten - nach dem Motto „Das bringe ich schnell hinter mich" - als Minuten, die ungeachtet des Tempos gleich bleiben. Und so wechseln sich Lauf- und Gehminuten in bestimmter Anzahl miteinander ab, wobei mit fortschreitender Übung die Laufphasen länger und die Gehphasen kürzer und weniger werden. Der Körper (Herz-Kreislauf-System und Bewegungsapparat) erhält dabei ausreichend Zeit zur Anpassung; die Laufleistung wird schrittweise und stressfrei aufgebaut. Wesentliche Voraussetzung dafür, dass sich die gewünschten positiven Wirkungen und Empfindungen einstellen können.

Abgerundet wird das Laufen von Kräftigungs- und Dehnübungen, von individuellen und Gruppen-Gesprächen. In der Standardform, die je nach Erfordernissen und Zielsetzungen abgewandelt werden kann, gelangen die Laufanfänger/innen nach 12 Wochen zu 30 Laufminuten am Stück. Eine begleitete Fortsetzung ist möglich; dem Konzept des Anfängerkurses ist das eines Fortgeschrittenenkurses nachgeschaltet.

Hunderte von Lauftherapiekursen mit Tausenden von Teilnehmern hat das Deutsche Lauftherapiezentrum selbst in all den Jahren durchgeführt - stets wissenschaftlich begleitet. Die sehr hohe Erfolgsquote lässt Prof. Weber resümieren: „Der sicherste Weg, den Einstieg in das regelmäßige (gesundheitsorientierte; Anm. d. Verf.) Laufen erfolgreich zu gestalten, führt über die Anmeldung zu einem Lauftherapiekurs für Anfänger."

Die Person des Lauftherapeuten

Für das Gelingen der Lauftherapie ist neben der Laufgruppe die Person des Lauftherapeuten von entscheidender Bedeutung. Er soll helfen, typische Beginnfehler zu vermeiden und das Laufen richtig zu dosieren. Er soll „in der Lage sein, seinen Klienten die Fragen im Zusammenhang mit Laufen fachlich richtig zu beantworten. Und er muss verstehen, wie sich die Dinge im Kontext von Laufen zueinander verhalten. Bestenfalls soll er mit seinem Sachverstand und seinem Verständnis Phänomene, die durch Laufen quasi erst in das Bewusstsein kommen, Ziele und Sinn der Lauftherapie transparent machen.

Gerade für das Verstehen der Erlebnisdimension Laufen - und hier insbesondere der Veränderungsprozesse, die durch Laufen in Gang gesetzt werden - ist unabdingbar, dass Lauftherapeuten selber regelmäßige Läufer sind. Mehr noch: dass sie die Veränderungen durch Laufen nicht lediglich an sich erfahren, sondern tiefgreifend erlebt und sehr bewusst registriert haben." (Weber)

Bescheid wissen - ja, aber mehr noch: „In der Lauftherapie leisten wir die beste Überzeugungsarbeit durch unser Wirken als Person in der Praxis. Die Zähigkeit, Stärke und Härte (...), die wir Läuferinnen und Läufer durch jahrelanges Training erworben haben und die wir einsetzen, um unseren Alltags-Streß zu kontrollieren und unser Leben zu meistern, ist auch Teil unserer Person. Damit machen wir keine Reklame, kein Marketing. Doch wenn Menschen diese Eigenschaft beim anderen wahrnehmen, sind sie eher bereit, den langen Weg der Streßbewältigung via Lauftherapie zu gehen." (Weber).

Die Ausgebildeten

Dass die Ausbildung zum Lauftherapeuten (DLZ) hoch bewertet wird, verdeutlicht zum einen die kontinuierliche Nachfrage. Zum anderen lässt es sich an den Rückmeldungen von Absolventen bei Kursende ablesen. Nachfolgend einige Stimmen derjenigen, die im November 2010 die Ausbildung abgeschlossen haben:

„Für 18 Monate nach Bad Lippspringe zu kommen, erschien mir anfangs als große Herausforderung. Nun erscheint es mir als die noch größere Herausforderung, hierauf verzichten zu müssen. Kurswochenenden waren nicht gleich Schulwochenenden - es war ein Ausstieg aus meinem üblichen Tagesablauf, ein Einstieg in die Welt des Denkens, wie Leben auch funktionieren kann, ein Zusammensein mit tollen, interessanten und vielsagenden Menschen. Ich habe jede Sekunde im DLZ und in Bad Lippspringe genossen." (T. B.-L.)

„Es war immer wieder erstaunlich für mich, wie gut wir uns untereinander verstanden haben, wie kompetent die einzelnen Dozenten waren und mit wie viel Engagement der Unterricht vorbereitet und rübergebracht wurde. Auf meinem ganz persönlichen Weg hat mich das Gehörte und zuhause Verinnerlichte ein erhebliches Stück vorangebracht." (A. H.)

„Im Kurs 19 sind sich Menschen begegnet mit einer Leidenschaft und einer Idee ... Das DLZ hat uns den Rahmen gegeben, die Dozenten viele Inspirationen ... Danke dafür". (R. S.)

„Dem interdisziplinären Dozententeam aus Pädagogen, Psychologen, Soziologen, Ernährungswissenschaftlern, Ärzten, Physiotherapeuten, Wirtschafts- und Medienfachleuten gelang es, nicht nur unseren Horizont, sondern auch den Blick auf das eigene Leben zu weiten. (...) Und eines war uns Schülern und den Dozenten gemeinsam: Wir laufen alle für's Leben gern!" (J. R.)

Bereit für die Praxis

Befragungen zeigen: Die weit überwiegende Zahl ausgebildeter Lauftherapeuten drängt es in die Praxis. Viele schaffen sich neben dem Beruf ein zweites Standbein, eine Nebentätigkeit, einen Nebenverdienst. Sie bieten Lauftherapie- bzw. Gesundheitslaufkurse in eigener Regie an bzw. treten als freie Mitarbeiter in den Dienst von Bildungs-, Sport- und sozial-therapeutischen Einrichtungen. Andere, Selbständige wie Angestellte, bringen ihr Laufangebot innerhalb ihrer Berufstätigkeit an ihrem Arbeitsplatz ein und sorgen für eine Erweiterung des dort bestehenden Behandlungsrahmens - so in medizinisch-therapeutischen Praxen, Kliniken, Reha-Zentren, Heimen u. a.. Nicht mit dem Anspruch finanzieller Mehrwertbildung, sondern aus fachlichen Erwägungen und zur eigenen Zufriedenheit.

Weber: „Ob man (...) als Lauftherapeut voll beruflich tätig sein und damit seinen Lebensunterhalt sichern kann, ist derzeit nur vage einzuschätzen."

Gleichwohl gründen zunehmend mehr Absolventen „Laufschulen" und loten ihre Möglichkeiten eines beruflichen Umstiegs auf dem oder in den Gesundheitsmarkt aus. Die ersten haben ihn vollzogen.

Doch nicht alle Absolventen sehen sich als zukünftige Praktiker. Manche machen die Ausbildung „nur" mal so für sich, zur eigenen persönlichen Weiterbildung und -entwicklung.

Allen steht im Anschluss die Tür des Deutschen Lauftherapiezentrums weiter offen. Einzelne Absolventen - wie z. B. der Verfasser - fungieren in ihm heute als Dozenten. Neben dem DLZ hat sich der 1994 gegründete (Berufs-) „Verband der Lauftherapeuten (VDL)", mit Geschäftsstelle in Nürnberg, etabliert. Er setzt sich für die gesundheitspolitische Anerkennung der Lauftherapie und für die Praxisinteressen seiner Mitglieder ein.

Der nächste Ausbildungskurs (DLZ) beginnt am 08.04.2011. Wer Interesse an einer Anmeldung hat, muss sich sputen.

Verwendete Literatur aus dem Hause DLZ

N. N. (1991): Grußbotschaften. (Rubrik: Meinungen, Meldungen, Menschen) In: DLZ-Rundschau, H. 6, S. 5-6

N. N. (2010): Kurs 19 sagt auf seine Weise „Adieu". (Rubrik: Meinungen, Meldungen, Menschen) In: DLZ-Rundschau, H. 43/44, S. 5-6

Schüler, W. W. (2005): Alexander Weber - Laufen ist das, was jeder einzelne daraus macht. In: Weber, A. & Schüler, W. W. (Hrsg.): Warum Cooper Aerobics erfand. 11 große Theoretiker der Lauf-Gesundheit. Regensburg: LAS, S. 81-102

Schüler, W. W. (2006): Veröffentlichungen von und über Alexander Weber. In: Bonnemann, A., Grell, J. & Richter, K. (Hrsg.): Laufen und Lauftherapie. Ein Lesebuch. Regensburg: LAS, S. 18-26

Schüler, W. W. (2007): „Laufprofessor" Alexander Weber. Eine „Werkschau" anlässlich seines 70. Geburtstages. In: DLZ-Rundschau, 19. Jg., H. 37/38, S. 21-23

Weber, A. (1990): Laufen als Therapie. Paderborn: DLZ, 2. Aufl.

Weber, A. (1999): Das Paderborner Modell der Lauftherapie. In: Weber, A. (Hrsg.): Hilf dir selbst: Laufe! Das Paderborner Modell der Lauftherapie und andere Modelle des Laufens. Paderborn: Junfermann, S. 13-53

Weber, A. (2004): Wie kann ich Lauftherapeut werden? In: Jütting, D. H. (Hrsg.): Die Laufbewegung in Deutschland - interdisziplinär betrachtet. Münster: Waxmann, S. 241-254

Weiterbildung zur Lauftherapeutin / zum Lauftherapeuten (DLZ) - seit 20 Jahren „am Laufen"

von Wolfgang W. Schüler (2011)

aus: Condition, 42. Jg., 2011, H. 4, S. 52-53

Mancher mag den Start der Weiterbildungsmaßnahme am 19. Februar 1991 mit einem Fragezeichen versehen haben - für den Initiator Prof. Dr. Alexander Weber, Gründer und Vorsitzender des Deutschen Lauftherapiezentrums (DLZ) in Bad Lippspringe, NRW, stand dahinter ein Ausrufezeichen. Für ihn war sie ein Gebot der Stunde, ein notwendiger Schritt, um vom gesicherten Wissen - Laufen ist gesund - zur gezielten Vermittlung und Anwendung zu kommen. Dass die Zeit reif dafür war, belegt die Entwicklung: Jahr für Jahr konnte ein neuer Weiterbildungskurs durchgeführt werden. Bis heute gingen rund 400 Läuferinnen und Läufer, als Lauftherapeutinnen und -therapeuten (DLZ) zertifiziert, daraus hervor.

Deren Aufgabe ist es, Menschen zu begleiten und zu unterstützen, die den Wunsch haben, etwas für ihre Gesundheit zu tun. Das hier erteilte, ebenso einfache wie wirkungsvolle Rezept lautet: Laufe! Wer regelmäßig läuft, lange und langsam, fördert seine Gesundheit, stärkt Körper und Geist. Daneben kann der Verlauf von Krankheiten und die Rehabilitation günstig beeinflusst werden.

Der Lauftherapiekurs

Für Prof. Weber, Diplom-Psychologe und früherer Hochschullehrer an der Universität Paderborn, führt der sicherste Weg des Einstiegs in das regelmäßige gesundheitsorientierte Laufen über die Anmeldung zu einem Lauftherapiekurs für Anfänger. Hier helfen die Kursleiterinnen und -leiter, typische Beginnfehler zu vermeiden und das Laufen richtig zu dosieren. Dabei wechseln sich in bestimmter Weise Lauf- und Gehminuten miteinander ab. Mit fortschreitender Übung werden die Laufphasen länger und die Gehphasen kürzer und weniger. Der Körper (Herz-Kreislauf-System und Bewegungsapparat) erhält ausreichend Zeit zur Anpassung; die Laufleistung wird schrittweise und stressfrei aufgebaut. Wesentliche Voraussetzung dafür, dass sich die gewünschten positiven Wirkungen und Empfindungen einstellen können.

Abgerundet wird das Laufen von Kräftigungs- und Dehnübungen sowie von individuellen und Gruppengesprächen. Ein Kurs, wie er von Weber methodisch ausgearbeitet wurde, hat feste wöchentliche Termine und ist zeitlich auf 3 Monate angelegt. Innerhalb dieser gelangen die Teilnehmerinnen und Teilnehmer zu 30 Laufminuten am Stück. Eine begleitete Fortsetzung ist möglich; dem Konzept des Anfängerkurses ist das eines Fortgeschrittenenkurses nachgeschaltet.

Die Lauftherapieausbildung

Individual- und Gruppenprozesse anzuleiten, zu beobachten und durch hilfreiche Gespräche zu begleiten, stellt an die Durchführenden weitreichende Anforderungen. Entsprechend hoch müssen sie qualifiziert sein.

Zugangsvoraussetzung zur Weiterbildung in Lauftherapie (DLZ) ist der Abschluss einer Ausbildung in einem psychosozialen Beruf. Darunter fallen - die Begriffe stehen für beide Geschlechter - u. a. Psychologen, Pädagogen, Sozialpädagogen/Sozialarbeiter, Erzieher, Ärzte, Krankenpfleger, Krankengymnasten sowie Arbeits- und Berufstherapeuten. Neben einem Mindestalter von 25 Jahren und einer Erste-Hilfe-Bescheinigung ist selbstredend eigene Lauferfahrung, und zwar eine regelmäßige Laufpraxis seit mindestens 2 Jahren gefordert. (Näheres regelt die Weiterbildungsordnung.)

Die Weiterbildung in Lauftherapie selbst findet berufsbegleitend statt, beginnt jeweils im April und dauert gut eineinhalb Jahre, mit Unterricht i. d. R. an einem Wochenende im Monat. In einem ersten Ausbildungsabschnitt werden die laufpädagogischen, im zweiten die lauftherapeutischen Kompetenzen vermittelt. Die Inhalte und Themen orientieren sich an der Praxis und sind theoretisch fundiert. Hospitationen vertiefen den Blick, Fragen zum Marketing helfen bei der Klärung des zukünftigen eigenen Profils. Hierfür steht Weber ein Team aus 27 Dozentinnen und Dozenten zur Verfügung. Die Weiterbildung endet nach einer Projekt- bzw. Hausarbeit und einer mündlichen Prüfung.

Die Ausgebildeten

Dass die Weiterbildung zur Lauftherapeutin bzw. zum Lauftherapeuten (DLZ) hoch bewertet wird, zeigt die kontinuierliche Nachfrage - auch aus Österreich und der Schweiz. Und sie zeigt sich an den Rückmeldungen von Absolventinnen und Absolventen bei Kursende, wie jenen aus 2010. Da heißt es z. B.: „Für 18 Monate nach Bad Lippspringe zu kommen, erschien mir anfangs als große Herausforderung. Nun erscheint es mir als die noch größere Herausforderung, hierauf verzichten zu müssen." - „Im Kurs 19 sind sich Menschen begegnet mit einer Leidenschaft und einer Idee ... Das DLZ hat uns den Rahmen gegeben, die Dozenten viele Inspirationen." - „Dem Dozententeam gelang es, nicht nur unseren Horizont, sondern auch den Blick auf das eigene Leben zu weiten."

Für die einen stellt die Weiterbildung in Lauftherapie eine Möglichkeit dar, sich ein zweites Standbein neben der Berufstätigkeit zu schaffen (Anbieter in eigener Sache, für Sportvereine, VHS u. a.). Andere möchten Beruf und Hobby miteinander verbinden (z. B. in Kliniken, Heimen, Reha-Zentren). Einzelne gründen gar Laufschulen und vollziehen den beruflichen Umstieg. Und manch eine/r macht die Ausbildung „nur“ mal so für sich.

Der nächste Weiterbildungskurs beginnt am 8. April 2011. Nähere Informationen unter www.lauftherapiezentrum.de oder 05252 - 930684 (DLZ-Geschäftsstelle).

Vortrag zum Abschluss von Ausbildungskurs 20 (DLZ) am 5. November 2011

von Wolfgang W. Schüler (2011)

aus: Manuskript

Ich freue mich, ein paar Worte an Sie richten zu dürfen. Und natürlich ist es mir erst einmal ein Bedürfnis, Ihnen zu Ihrem erfolgreichen Zieleinlauf zu gratulieren. Eineinhalb Jahre waren sie auf der Strecke gewesen und haben sich, sozusagen mit langem Atem, Ihren Weg gebahnt. Jetzt gehören Sie zur großen Familie der Lauftherapeutinnen und Lauftherapeuten (DLZ). Genießen Sie den Moment, den heutigen Tag und das, wofür er steht. Im Grunde beschreibt er ja nicht ein Ende, sondern erst einen Anfang, den eigentlichen Beginn Ihres lauftherapeutischen Wirkens. Hierzu möchte ich Sie ermutigen, hierzu wünsche ich Ihnen Inspiration, Ideen, Freude und Erfolg.

Letzte Woche war ich in Frankfurt a. M. auf einem Konzert der Kölner Gruppe „Klee" gewesen. Vielleicht kennen einige von Ihnen die Band. In diesem Jahr hat sie ihre fünfte CD herausgebracht, u. a. mit einem Lied, in dem es heißt:

„Wo ist der Anfang,
wo ist das Ende?
Jeder Schritt ist ein Ziel.
Nimm dein Leben in die Hand
und lauf lauf lauf lauf lauf
so weit wie du kannst!"

Laufen als ein Lebensprinzip? – Wenn es uns in der Lauftherapie gelingt, das Laufen nicht nur als eine hilfreiche Bewegungstechnik zu vermitteln, sondern es in eine Gesundheitsphilosophie zu kleiden, die für die Kursteilnehmer erlebbar und erfahrbar wird, dann liegt darin auch die Chance von Nachhaltigkeit. Dann kann Laufen einen Anker werfen und im Leben der Teilnehmer andocken, dann kann Laufen zu einem stetigen Lebensbegleiter, der Lauf zum Lebenslauf werden. Das wäre in der Sprache von George Orwell, gemeint ist sein Roman „1984", „doppel-plus-gut".

Dies wäre sozusagen das Maximale dessen, was aus Ihrer Lauftherapie-Tätigkeit erwachsen könnte. Nicht wenige Praxisbeispiele sprechen dafür. Alexander Weber und Klaus Richter - um nur die beiden der heute Anwesenden zu nennen - könnten solche Beispiele aufzählen.

Mit Ihrer Ausbildung geht der 20. Ausbildungskurs zu Ende. Diese Zahl als selbstredender Hinweis darauf, dass es die Lauftherapie-Ausbildung seit 2 Jahrzehnten gibt. Sie schließen ihre also in einem Jubiläumsjahr ab! Mit Ihnen gibt es nun gut 400 zertifizierte Lauftherapeutinnen und Lauftherapeuten (DLZ). Ja, so könnte man fragen, ist da nicht längst schon alles getan? Ist der Markt nicht schon längst gesättigt?

Wir leben gefühlt in einer sportiven Gesellschaft. Selbst das Gros der Alten kommt immer beschwingter und jünger daher - so der Eindruck, den die Medien vermitteln. Und der Umsatz an Laufschuhen ist enorm. Doch wofür werden sie getragen?

Laut einer Presseerklärung der Deutschen Gesellschaft für Sportmedizin und Prävention (2009) sind nur 13% der Erwachsenen in Deutschland „ausreichend körperlich aktiv. Der übrige Teil erhöht durch fehlende Bewegung das Risiko des Auftretens von Beschwerden und Erkrankungen." Dabei fehlt es nicht an gesundheitsbezogenem Wissen zur Bewegung; das ist längst angekommen, gesellschaftliches Allgemeingut geworden. Doch liegt für die meisten Menschen näher, sich einfach eine Tablette „einzuwerfen" und „gut" ist's. Wem auf die Frage „Was macht mich ausgeglichener, belastbarer und konzentrierter?" nur noch T.... und auf die Frage „Schneller erschöpft, leicht außer Atem?" nur noch C.... einfällt, der ist der pharmazeutischen Werbung auf den Leim gegangen. Dabei wird ausgeblendet: Medikamente haben Nebenwirkungen. Wir wissen: Der natürliche therapeutische, aber auch präventive Weg zur Gesundheit sieht anders aus.

Wenn nur 13% der Erwachsenen ausreichend körperlich aktiv sind, und wenn wir diese Zahl ins Verhältnis zu maximal 400 zertifizierten Lauftherapeutinnen und -therapeuten (DLZ) setzen, dann können Sie sich beruhigt zurücklehnen. Die Welt liegt Ihnen noch zu Füßen, Sie müssen sie nur betreten. Lehnen Sie sich also bitte nicht zu weit oder allzu lange zurück, sondern machen Sie mobil! Sie werden mit Ihrem lauftherapeutischen Angebot dringend gebraucht!

Bleiben Sie bitte auch dem DLZ gewogen und werden Sie, soweit Sie es nicht schon sind, DLZ-Mitglied. Sie unterstützen damit die weitere Arbeit hier und die Verbreitung unserer Lauftherapie. Und last but not least: Bitte werben Sie für die verschiedenen Ausbildungen am DLZ. Sie wissen ja: Die persönliche Empfehlung, Ihre Empfehlung, ist stets die beste.

Vielen Dank für Ihre Aufmerksamkeit, Ihnen alles Gute und auf ein baldiges Wiedersehen!

Alexander Weber und als ich im DLZ meinen Anker warf

von Wolfgang W. Schüler (2012)

aus: Wolfgang W. Schüler, With a little help from my friends, in Ders. (Hrsg.), Laufende Begegnungen. Ein Lesebuch zum 75. Geburtstag von Prof. Dr. Alexander Weber. Berlin: Pro Business, 2012, S. 164-205, hier S. 186-197

Zugang

1984 entdeckte ich auf einer Marathonmesse das Heft „Marathon spezial" und darin den Beitrag „Der Marathonlauf: Zur psychologischen Vorbereitung des Anfängers" von Alexander Weber und Martin Krüger. Die Autorennamen sagten mir nichts, mein Interesse jedoch war geweckt. Die eigentliche Entdeckung des „Laufprofessors" Weber fiel ins Jahr 1985, als wiederum auf einer Marathonmesse Gratisexemplare der Zeitschrift „condition" auslagen. Da mich deren Fachbeiträge ansprachen, ging ich eine Mitgliedschaft bei der „Interessengemeinschaft älterer Langstreckenläufer (IGÄL)" ein, die die Tür zum Bezug der Zeitschrift öffnete. Kurzerhand bestellte ich auch den 1984er Jahrgang nach. Und da fand ich sie - zwei Beiträge des laufenden Diplom-Psychologen und Hochschullehrers, die mich als Sozialpädagogen aufhorchen ließen: „Was nützt denn Laufen?" und „Vom Alkohol weglaufen". Das war für mich, der ich gerade mit Kindern zu laufen begonnen hatte, fachliche Ermutigung damit fortzufahren und mich im Neuland einzurichten. Von da an wurde ich ein Alexander Weber-Sammler und -Rezipient.

Als ich meine Magisterarbeit zu konzipieren begann, schrieb ich an seine Universitätsadresse, fragend, ob ihm etwas zum Themenbereich Laufen mit verhaltensauffälligen Kindern vorliegen würde. Er antwortete rasch und „nach Diktat verreist" von seiner Sekretärin unterschrieben: nichts Genaues. Er sei aber sehr daran interessiert, was meine Untersuchung zu Tage fördern werde und wünsche gutes Gelingen. Schließlich las ich in „condition" und „SPIRIDON" Webers' Ankündigung der Gründung eines „Zentrums für Lauftherapie (ZfL)" für das Jahr 1988. Hätte die Gründungsversammlung in Frankfurt am Main und nicht im rund 300 Kilometer entfernten Paderborn stattgefunden, wäre ich hingefahren. So verfolgte ich erst einmal die weiteren Pressemeldungen, davon überzeugt, dass das ZfL eine gute Sache war. Als der in „Deutsches Lauftherapiezentrum (DLZ)" umbenannte Verein für 1991 eine berufsbegleitende Ausbildung zum Lauftherapeuten anbot, war ich elektrisiert. Läufer und Pädagoge zu sein waren für mich die unteren Punkte eines bislang unvollendeten Dreiecks, das sich durch einen solchen Zusatz nach oben hin schließen könnte. Da ich jedoch mit den Vorbereitungen für die Veröffentlichung meines Laufbuches, das im Oktober 1991 erscheinen sollte, intensiv beschäftigt war und - ich gebe es zu - einer neuen Ausbildung Kinderkrankheiten unterstellte, verschob ich meine Anmeldung. Sie zwei Jahre später abzuschicken, war im Nachhinein ein guter Zeitpunkt: Ich selbst hatte den Rücken frei, das DLZ hatte in Bad Lippspringe neue, eigene Räume bezogen und die Eröffnung des Instituts fiel mit dem Ende von Ausbildungskurs 1 und dem Beginn von Kurs 3 zusammen, was feierlicher nicht hätte sein können. Und nun sah und hörte ich ihn zum ersten Mal, den verehrten Herrn Prof. Dr. Alexander Weber.

Der Laufprofessor

Er sprach - wie mir das aus vielen seiner Schriften vertraut war - sachlich präzise und zugleich überaus verständlich. Weder verklausulierte noch simplifizierte er. Er war Autorität im wohlverstandenen Sinne, ohne professorale Attitüden. Ein nahbarer und umgänglicher Mensch. Von sympathischer Stimme, warmherzig, charismatisch. Einladend und für die Sache einnehmend. Dabei frei von Überzeichnung. Selbstkritisch da, wo der nüchterne Wissenschaftler vor den begeisterten Läufer zu treten hatte. Ein Heil-, aber kein Allheilmittel in Aussicht stellend. Die Grundbotschaft: Moderates Laufen als Möglichkeit, selbst oder angeleitet für das eigene Wohlbefinden zu sorgen und Alltagsstress hinter sich zu lassen. Lauftherapie, so die DLZ-Definition, als „ein ganzheitlicher, unspezifischer Weg zur Prophylaxe und Behandlung von Beeinträchtigungen im physischen und psychischen Bereich."

Mich beeindruckte die Konsequenz des Weber'schen Denkens und Handelns. Vom Laufen im Selbstversuch war er zur Laufforschung gelangt und von ihr zur lauftherapeutischen Praxis und deren Vermittlung. Wir erinnern uns: Wenn in der Vergangenheit von der Gesundheitswirkung des langsamen Dauerlaufens gesprochen worden war, dann fast immer im Hinblick auf die Prävention und Rehabilitation von Herz-Kreislauf-Erkrankungen. Dafür waren hierzulande die laufmedizinischen Untersuchungen von Dr. med. Ernst van Aaken (Waldniel) und die sportmedizinische Forschung von Prof. Dr. med. Wildor Hollmann (Köln) beste Referenz gewesen. Die seelisch wirksame Seite des Laufens hatte dagegen lange im wissenschaftlichen Dunkel gelegen. Bis Alexander Weber sich erstmals systematisch Gedanken über die Wohlfühl-Wirkungen und psychotherapeutischen Möglichkeiten gemacht hatte. Ende der 1970er Jahre befragte er Volkslaufteilnehmer und verglich in so genannten Feldexperimenten laufende und nicht laufende Versuchspersonen unterschiedlicher Provenienz - Studenten, Hausfrauen, berufstätige Frauen und Männer, Senioren, Psychosomatiker und Alkoholiker. Mit weitgehender Übereinstimmung in den Ergebnissen: Die Läuferinnen und Läufer fühlten sich nach der Laufbehandlung weniger niedergeschlagen und bedrückt, vitaler und leistungsfähiger, im Ganzen gesünder. Für die Inaktiven ließ sich dergleichen nicht feststellen; erwartungsgemäß blieben ihre Ausgangswerte nahezu unverändert.

Und nun gab es ein „Deutsches Lauftherapiezentrum" und ein Team, das die prophylaktischen und therapeutischen Möglichkeiten des Laufens nicht nur allgemein zugänglich machte, indem es Lauftherapiekurse im Raum Paderborn - Bad Lippspringe anbot, sondern das auch Multiplikatoren aus verschiedenen Heil- und Sozialberufen zu sogenannten Lauftherapeuten ausbildete, damit sich das lauftherapeutische Wissen und Angebot über die Region hinaus ausbreiten konnte. Lauftherapie war dank Prof. Weber lehr- und lernbar geworden.

Die Ausbildung

Ich war einer von 19 Auszubildenden. Wir stammten, wie schon die Teilnehmer der beiden Kurse zuvor, aus den verschiedensten Gegenden Deutschlands. Unter uns die Sportwissenschaftlerin und die Krankenschwester, der Lehrer und der angehende Psychologe. Altersmäßig waren wir von Mitte zwanzig bis über fünfzig, läuferisch sowohl Hobby- als auch Leistungssportler. Eineinhalb Jahre lang würden wir uns Monat für Monat an einem Wochenende treffen, um die Lauftherapie nach Webers' „Paderborner Modell" zu erlernen - theoretisch und praktisch. Dazu stand uns ein interdisziplinäres Team von fünfzehn Dozenten zur Verfügung. Im Pflichtbereich der Ausbildung ging es um die (1) Theorie und Geschichte der Lauftherapie, (2) Kommunikation und Beratung, (3) Pädagogik, (4) Gruppendynamik, (5) Trainingslehre, (6) Laufstile, -techniken und -ausrüstung, (7) Physiologie, (8) Orthopädie, (9) Physiotherapie, (10) Psychologie, (11) Organisation, Durchführung und Erfolgsmessung von Lauftherapiekursen und (12) Ernährung.

Wer für sein Handeln kochbuchartige Rezepte erwartet hätte, wäre enttäuscht worden. Für Prof. Weber war und ist Praxis theoriegeleitetes Handeln. Ebenso verstand und versteht er Ausbildung nicht als bloße Aneignung von Wissen und Techniken, sondern als einen Prozess der Bildung und Persönlichkeitsentwicklung, der Einnahme einer Haltung zu Klienten, die zentriert, einfühlsam, respektvoll, im Ergebnis auf Hilfe zur Selbsthilfe angelegt ist. In der Umsetzung hieß das, dass nicht nur in jedem von uns, sondern auch in uns als lernende Gruppe erstaunliche Ressourcen freigesetzt wurden und wachstumsorientierte Dynamiken sich entfalten konnten.

Fachlich kam für mich viel Neues zur Sprache, nicht jedoch die Adressatengruppe Kinder und Jugendliche. Verständlicherweise, denn in der Literatur war sie kaum behandelt. Als in der zweiten Hälfte der Ausbildung die Durchführung eines zwei-, dreimonatigen Praxisprojektes anstand, bezog ich mich auf einen bereits abgeschlossenen Laufversuch, den ich in der Zeit von 1990 bis 1992 durchgeführt hatte, diesmal mit Kindern einer Tages(heim)gruppe. Die Hausarbeit, die dem Praxisprojekt zu folgen hatte, sollte für mich jedoch nicht nur die Auswertung dieses Versuches zum Inhalt haben, sondern mich interessierte, das Thema zu weiten. Ausgehend und überzeugt von den eigenen Erfahrungen wollte ich ein Konzept einer Lauftherapie bei verhaltensauffälligen Kindern und Jugendlichen entwickeln. Dazu waren die spärlich vorliegenden, Hinweis gebenden Quellen aus dem deutsch-, aber auch anglo-amerikanischen Sprachraum zu recherchieren, deren Daten aufzubereiten, mit den Ergebnissen meiner eigenen Untersuchungen zu verknüpfen und die gebotenen fachlichen Schlüsse zu ziehen. Aus der anfänglichen Frage „Lauftherapie mit Kindern?" würde, da war ich mir sicher, die Forderung „Lauftherapie mit Kindern!" erwachsen.

Das ging nicht so nebenbei, schon gar nicht in der sonst für die Hausarbeit zur Verfügung stehenden Zeit. Allein für's Skizzieren und Schreiben würde ich wohl ein Jahr brauchen. So hieß es, rechtzeitig zu beginnen. Alexander Weber bestärkte mich: „Deinen Entwurf kann ich voll akzeptieren. Nur Mut, das Thema ist noch weitgehend unbeackert." Zirka jeden zweiten Abend setzte ich mich nach dem Zubettbringen von Töchterchen Vanessa an den Schreibtisch und arbeitete nicht selten bis Mitternacht, an Wochenenden auch mal länger. Ich war so tief in der Materie, dass mir im Alltag dauernd etwas zum Thema durch den Kopf ging, was festgehalten werden wollte. Bald führte ich einen Notizblock mit mir, zuletzt auch, ja gerade beim Laufen.

Als ich die fertige Hausarbeit - Umfang gut 200 Seiten - abgab, wusste ich, was mir gelungen war und was an Entwicklungsarbeit noch bevorstand. Erstmals gab es ein umfassendes theoretisches Konzept für Kinder und Jugendliche in der Lauftherapie, aber längst noch kein Praxiskonzept. In meinem Fazit schrieb ich: „Zu hoffen bleibt, dass Lauftherapie mit verhaltensauffälligen Kindern und Jugendlichen zukünftig besser als bisher ausgewiesen und legitimiert werden kann - in der Ausbildung von Lauftherapeuten genauso wie vor Kollegen und Arbeitgebern vor Ort. Sollte dies durch die vorliegende Arbeit möglich bzw. erleichtert werden, so hätte sie ihre Aufgabe erfüllt."

Zu meiner Freude schloss sich mein Gutachter dieser Auffassung an. Mehr noch: Alexander Weber bewertete die Hausarbeit mit „ganz herausragend", „konkurrenzlos", „1 mit Prädikat". Als er mir nach den mündlichen Abschlussprüfungen im November 1994 die Mitteilung zukommen ließ, dass der Vorstand entschieden hatte, meine Arbeit als dritten Band der bestehenden DLZ-Reihe „Lauftherapie" herauszugeben, und dass ich ab Ausbildungskurs 5 zum

Dozenten für das neu aufgenommene Unterrichtsfach „Lauftherapie mit Kindern und Jugendlichen" berufen sei, war alles nicht mehr in Worte zu fassen. Pünktlich zum Bad Lippspringer Symposium „Gesundheitsförderung durch Lauftherapie" vom 17. bis 20. April 1997 lag „Lauftherapie bei verhaltensauffälligen Kindern und Jugendlichen. Begründungen - Bausteine - Konzeptentwurf" (Oberhaching 1996) im Druck vor.

Als Lauftherapeut (DLZ) und DLZ-Mitarbeiter

Ein Tag nach den Abschlussprüfungen fanden wir, das Gros der Absolventen von Kurs 3, uns nochmals im DLZ ein, um den „Verband deutscher Lauftherapeuten e. V. (VDL)" aus der Taufe zu heben. Dessen Aufgabe wurde darin gesehen, als Pendant zum Ausbildungsinstitut DLZ sich für die „beruflichen" Interessen ausgebildeter Lauftherapeuten einzusetzen. Als Teil einer ersten Standortbestimmung führten zwei Kollegen mit mir eine schriftliche Befragung von Kurs 1 bis 4 durch und kamen zu Feststellungen, dass die Mehrzahl der Absolventen praktisch tätig geworden war, wie sich ihre Praxis konkret gestaltete und welche Fragen und Erwartungen an die persönliche Zukunft, mithin an eine Unterstützung durch den Verband gerichtet waren. Ebenso regte ich die Einsetzung von VDL-Fachgruppen an und eröffnete und leitete deren erste, selbstredend zur Adressatengruppe Kinder und Jugendliche. Mir war wichtig, dass die Praktiker in diesem Bereich im Rahmen von Jahrestreffen Austausch, kollegiale Beratung und Vernetzung hatten und sie sich eingeladen fühlten, das vorliegende adressatenspezifische Konzept gemeinsam weiter zu entwickeln. Es zielte zugleich darauf, die Lauftherapie mit Kindern und Jugendlichen auf institutioneller Ebene zu verankern, nach dem DLZ nun auch im VDL.

In meiner täglichen Arbeit in einer neu aufgebauten Tages(heim)gruppe lag im Titel „Lauftherapeut (DLZ)" ein nach außen hin zusätzlich wirksamer Nachweis der breiten Qualifikation meines Teams und spezielle Motivation, mit Laufangeboten fortzufahren. Meine Erfahrungen besagten, dass, sollte Laufen eine erzieherische Wirkung entfalten, nicht die eher kürzere Kursform, sondern weiterhin eine längere Ausrichtung vorzuziehen war. So wurde in den folgenden Jahren jeweils saisonal, das heißt von Frühjahr bis Herbst gelaufen und dabei DLV-Laufabzeichen abgenommen, mit Laufübungen experimentiert, kleinere Staffelläufe veranstaltet und an dem einen oder anderen öffentlichen Lauf teilgenommen. Weder Titel noch Informationsgewinn durch die Ausbildung machten „das Geschäft" aber einfacher: Verhaltensauffällige Kinder und Jugendliche haben hinsichtlich ihrer Motivation eine beeindruckende Schwankungsbreite. Haben sie sich heute noch während und nach dem Laufen gut und bestärkt gefühlt, können zwei Tage später vor dem erneuten Anlauf Diskussionen im Grundsatz anheben.

Am DLZ selbst war mit der Dozententätigkeit das Unterrichten, das Begleiten und Beurteilen von Hausarbeiten sowie das Abnehmen von mündlichen Prüfungen verbunden. Eine neue Rolle, in die ich mich begab. Dabei erlebte ich Alexander Weber als jemanden, der selbstredend auf die Wahrung der DLZ-Grundlinien achtete, ansonsten aber jedem Dozenten freie Hand ließ, sein Fachgebiet zu konzipieren und zu vertreten. Diese Freiräume für kreatives Gestalten und für Weiterentwicklung schätzte ich sehr. In ihnen drückte sich natürlich auch Vertrauen aus. Folgte ich beim Unterrichten anfangs den (theoretischen) Inhalten meines Lauftherapie-Buches, so ergänzte ich diese bald um einen Praxisteil. Ich ging mit den Kursanten in den Arminiuspark und ließ sie verschiedene Laufübungen und -spiele erproben. Solche, die ich nach einem Selbststudium sportpädagogischer Literatur für lauftherapeutisch zweckmäßig erachtete und in der Tages(heim)gruppe anwendete. Dahinter stand die Vorstellung einer möglichen übungszentrierten Lauftherapie, so wie ich sie 1998 in dem Beitrag „Lauftherapie mit Kindern und Jugendlichen. Plädoyer für ein offenes Praxiskonzept" beschrieb. Die Forderung hieß: kinder- und jugendlichengerechte Anwendungsformen! Abwechslungsreichtum, doch nicht Beliebigkeit. Schaffung vielfältiger Erlebnismöglichkeiten und breit angelegter Handlungskompetenzen. Mit dem vorliegenden Theorie- und Praxisteil erschien mir die Sache jetzt rund zu sein. Ich war zufrieden. Und verspürte Interesse an für mich Neuem.

Während ich noch die eine oder andere Erweiterung an meinem Spezialthema vornahm, beispielsweise mit dem Beitrag „Lauftherapie im Vorschulalter? Versuch einer Positionsbestimmung" (2006), kristallisierten sich zwei weitere Themenschwerpunkte heraus, denen sich zuzuwenden mir überfällig erschien: die Aufarbeitung der Geschichte der Lauftherapie und die Bibliografierung der lauftherapeutischen Literatur. Wer schon einmal ein längeres Literaturverzeichnis erstellt hat, weiß, wie stupide diese Tätigkeit sein kann. Ist ein bibliografisches Werk jedoch erst einmal vollendet, so leistet es Nutzern gute Dienste, weil es ihnen einen Überblick bietet und mühevolle Eigenrecherchen erspart. Eine meiner Erarbeitungen hierzu ist die mit Dozentenkollege Klaus Richter entstandene Broschüre „Gesund durch Laufen. Bibliografie deutschsprachiger Literatur" (Wiesbaden 2002). Sie wird als elektronischer Anhang jährlich fortgeschrieben und neuen Käufern der Broschüre zugemailt.

Das Herz schlug höher, als Alexander Weber mit mir die Artikel-Serie „Wegbereiter der Lauftherapie" plante und eröffnete. Sie geriet für mich zu einer spannenden Reise in und durch die Vergangenheit. Wir portraitierten Personen, die sich initial und in besonderer Weise um die Entwicklung der Lauftherapie verdient gemacht hatten – in Deutschland, Neuseeland und den USA.

Der Rückgriff auf zum Teil bislang nicht übersetzte und rezipierte englischsprachige Quellen wie auch die Kontaktaufnahme zu einzelnen Wegbereitern schuf eine besondere Nähe zu ihrer Person und ihrem Werk und beflügelte den Schreibprozess. Gesammelt liegen die Beiträge, die durch jeweils einen Text von Klaus Richter und dem Laufschriftsteller Werner Sonntag ergänzt wurden, in dem Buch „Warum Cooper Aerobics erfand“ (Regensburg 2005) vor.

Als 1997 die Aus- und Weiterbildungskommission des DLZ neu zu besetzen war, sprach mich Alexander Weber darauf an. An curricularen Fragen zur Ausbildung zu arbeiten, ja, das konnte ich mir vorstellen und es erschien mir interessant. Dass ich von den Mitwirkenden gleich den Hut des Vorsitzenden aufgesetzt bekam, verbuchte ich unter der Rubrik „Pech gehabt“. Aber die inhaltliche Arbeit wog es auf. Über die Jahre wurde manches fortgeschrieben, entwickelt und auf den Weg gebracht. Als Meilenstein erlebte ich die Ausweitung der Ausbildung um jene zum Laufgruppenleiter (ab 2005) und zum Laufpädagogen (ab 2008), die ein großes Reformwerk von Alexander Weber war und von Klaus Richter mitgeprägt wurde. Den Entstehungsprozess hin zu einem dreigliedrigen beziehungsweise dreistufigen Ausbildungssystem zu begleiten, war für mich sehr lehrreich.

Zur Bedeutung der Lauftherapie für die Gesundheit

Vortrag zur Eröffnung von Kurs 5 – Aus- und Weiterbildung zum/r Laufpädagogen/in (DLZ) und von Kurs XXII – Aus- und Weiterbildung zum/r Lauftherapeuten/in (DLZ), 30. März 2012, Bad Lippspringe

von Wolfgang W. Schüler (2012/13)

aus: DLZ-Rundschau, 24. Jg., 2012/13, H. 47/48, S. 24-29

Es ist Sonntag-Vormittag, ich laufe. Die Stadt liegt gleich hinter mir, ich sehe schon die Bäume des heranreichenden Waldgürtels. Ich komme an einer Bank vorbei, auf der ein älterer Mann und ein kleines Mädchen sitzen, wohl Opa und Enkelin. Die Kleine fragt: „Warum läuft der Mann?“ Ob und was ihr geantwortet wird, kann ich nicht mehr hören; ich bin schon vorbeigezogen. Doch wäre ich gespannt auf die Antwort gewesen.

Was lässt Menschen laufen, welche Motive haben sie für ihr Tun? Was ist überhaupt Laufen? Alexander Weber bringt Letztes auf eine einfache Formel: „Laufen ist das, was jeder Einzelne daraus macht.“ (1) Laufen kann verschiedenen Zielsetzungen dienen; entsprechend vielfältig sind die Anwendungs- und Erscheinungsformen. Es kann – betrachten wir es einmal bipolar – als Leistungs- oder Gesundheitssport, als Wettkampfdisziplin oder Bewegungstherapie betrieben werden. Was das eine vom anderen wesentlich unterscheidet, ist die Dosierung. Wann ein Lauf beispielsweise zum Gesundheitslauf, zur Therapie wird, beantwortet Weber anschaulich so: „Immer dann, wenn man sich nicht überanstrengt und man nicht auf eine bestimmte (sportliche; Anm.) Leistung hin fixiert ist.“ (2)

Die Aussage deutet es an: Der Leistungs- bzw. Trainingsbegriff der Lauftherapie, wie auch der Bewegungstherapie insgesamt, ist ein anderer als der des Sports. Im Fokus unserer Betrachtung steht die maßvolle Bewegung, das Laufen "zwischen Leistung und Schonung". (3) Dies als Voraussetzung dafür, dass sich die angestrebten Wirkungen zur Gesunderhaltung, sprich der Prävention, und zur Gesundung, sprich der Therapie, einstellen können.

Gesundheit ist eine Leistung

Gesundheit als Wert ist nicht hoch genug einzuschätzen. Der Philosoph Arthur Schopenhauer brachte es in einem Aphorismus auf den Punkt: "Gesundheit ist gewiss nicht alles, aber ohne Gesundheit ist alles nichts." (4) So scheint es auch die Mehrheit der Deutschen zu sehen. Nach einer Umfrage ist Gesundheit für 70 Prozent der Befragten das kostbarste Gut. Aus einer anderen Umfrage geht hervor: 61 Prozent würden sich, hätten sie den berühmten einen Wunsch frei, für ewige Gesundheit entscheiden. (5) Allerdings hat es mit der Gesundheit und mit dem Menschen als Träger derselben so seine Tücken: Nur der Kranke leidet unter seinem Zustand. Der Gesunde dagegen sieht es als völlig selbstverständlich an, nicht von körperlicher oder seelischer Einschränkung betroffen zu sein. (6) Dabei gibt es Gesundheit weder auf Endlos-Vorrat noch zum Nulltarif von "Abwarten und Teetrinken". Gesundheit ist eine Leistung, die immer wieder neu erbracht werden muss; Gesundheit bedarf der Gesundheitspflege. Und hier kann jeder, selbstredend ohne alles Krankmachende vermeiden zu können, Wichtiges und Wirkungsvolles zur Vorbeugung tun.

Was ist das Wichtige, das Wirkungsvolle, das Notwendige? - Der Mensch ist auf Grund seiner stammesgeschichtlichen Entwicklung bzw. evolutionären Prägung für ein Leben in Bewegung angelegt. Körperliche Beanspruchung sicherte und sichert die Funktionstüchtigkeit seiner Organsysteme und deren Zusammenspiel. (7) Die hieraus resultierende Leistungsfähigkeit entschied in Urzeiten über Leben und Tod. In einer zu erobernden, gefahrvollen Welt hatte der Mensch nur als ausdauernder Läufer und durch den geschickten Einsatz seiner Hände eine Überlebenschance. Die zu erledigenden Dinge und Verrichtungen mussten „Hand und Fuß haben“. Zugleich war und ist die körperliche Leistungsfähigkeit ein Garant für das Ausmaß und die Stabilität der Gesundheit. Nur indem wir aktiv nutzen, was uns als motorische bzw. biologische Grundausstattung gegeben ist, können wir in einer Balance und damit gesund sein.

Von Kulturkrankheiten

Während die menschliche Natur weitgehend die geblieben ist, die sie war, hat sich die menschliche Kultur, die Lebensverhältnisse, innerhalb des letzten Jahrhunderts rasant verändert. Der deutsche Philosoph und Kulturwissenschaftler Peter Sloterdijk spricht vom „Übergang von der Transit- zur Transportgesellschaft“. Die Menschen haben zunehmend ihre Selbstbewegung aufgegeben, sie legen Wege mit Hilfe „fremder Kräfte“ zurück. (8) Auch auf immer mehr Arbeitsplätzen sind technologische Steuerungsaufgaben und Tätigkeiten am PC in den Mittelpunkt gerückt und haben das Erfordernis, sich körperlich zu bewegen, zurückgedrängt. Und schließlich ist einer Konsumgesellschaft, in der wir leben, eigen, dann zu funktionieren, wenn in der Freizeit ausgiebig konsumiert wird. Viele Menschen tauschen im Laufe des Tages also zwar die Orte, aus der Bewegungsperspektive aber eigentlich nur die Sitzplätze. Den Bedingungen, unter denen sie leben und arbeiten, ist die Bewegung, die der Körper dringend braucht, abhanden gekommen.

Entgegen der Allgegenwart des Sports in den Print- und Filmmedien, den öffentlichen Sportevents im Stadtbild von Kommunen und den vielen Menschen, die in sportlichem Alltags-Outfit Sportlichkeit suggerieren - die durchaus gefühlt sportive Gesellschaft ist keine. Laut der Deutschen Gesellschaft für Sportmedizin und Prävention sind nur 13 Prozent der Erwachsenen „ausreichend körperlich aktiv. Der übrige Teil erhöht durch fehlende Bewegung das Risiko des Auftretens von Beschwerden und Erkrankungen." (9) Mithin fehlen ihm Kompensationsmöglichkeiten für die in Beruf und Alltag sich erhöhenden psychischen Anforderungen und Belastungen. Eine körperlich-seelische Zerreißprobe mit den bekannten Folgen: einerseits Übergewicht, Kurzatmigkeit, Herzkreislauf- und Stoffwechselstörungen, andererseits Stressleiden, Ängste, depressive Verstimmungen und Burnout. Davon beschleunigt wird der Prozess des Alterns. Die Weltgesundheitsorganisation (WHO) gibt die Zahl derjenigen, die weltweit an Krankheiten sterben, die auf Bewegungsmangel zurückzuführen sind, mit etwa zwei Millionen pro Jahr an. (10)

Das Gesundheitssytem - ein Krankheitssystem

Neben dem, was dem einzelnen Menschen Lebensqualität, letztendlich das Leben kosten kann, wäre an dieser Stelle auch über die finanziellen Folgekosten eines inaktiven Lebensstils für die Gesellschaft zu sprechen. In einem Satz ausgedrückt: „Je weniger sich der Mensch bewegt, umso mehr bewegt sich die Kostenlawine." (11) Krankheitsbewältigung im bisherigen Umfang und Maße ist von unserem Gesundheitssystem längst nicht mehr zu finanzieren; auch dieses kollabiert und auch an diesem wird herumgedoktort. Dabei wäre das Ziel so klar: Weil viele Krankheiten, die auf Inaktivität zurückgehen, mit einem aktiven Lebensstil deutlich verbessert, ja vermieden werden könnten, müssten präventivmedizinische Maßnahmen in den Vordergrund gestellt werden. Als ein die Gesundheit fördernder und die Gesellschaft entlastender Ansatz. Zu Recht sagt der US-amerikanische Mediziner und Fitnessforscher Dr. Kenneth Cooper: „Ein Gramm Prävention ist mehr als ein Pfund Therapie." (12)

Nicht warten bis die Krankheit kommt, nicht warten bis „das Kind in den Brunnen gefallen" ist. Der gesunde Menschenverstand sagt „ja klar", doch Strukturen, sind sie erst einmal etabliert, haben gehörige Widerhaken. Insbesondere in einer Gesellschaft der verschiedenen Interessengruppen, unterschiedlich motivierten Akteure und ungleichen Möglichkeiten zur Einflussnahme. Unser Gesundheitssystem kostet ja nicht nur - nämlich uns, die Steuerzahler -, sondern es lässt sich auch vorzüglich an ihm verdienen - insbesondere seitens der pharmazeutischen Industrie. Wussten Sie, dass den gesetzlich Versicherten in Deutschland Medikamente für fast acht Milliarden Euro verschrieben werden? Nein, nicht in einem Jahr, in einem Quartal! (13) Hinzuzurechnen wären die Ausgaben für jene Medikamente, die Patienten rezeptfrei erwerben. An Befindlichkeitsstörungen und Krankheiten lässt sich gut verdienen!

Gesund durch Pillen?

Wenn ich zu den Abendnachrichten von ARD und ZDF das Fernsehgerät einschalte und noch etwas vom vorausgehenden Werbeblock mitbekomme, dann häufig in Form von Fragen wie diese: „Was macht mich ausgeglichener, belastbarer und konzentrierter?" oder „Schneller erschöpft, leicht außer Atem?" oder „Was tun bei nervöser Unruhe und bei Schlafstörungen?" Die Antworten, die gleich mitgegeben werden, laufen stets auf das Gleiche hinaus: „Schluck das, nimm jenes, kauf!" (14) Manchmal geht die Fantasie mit mir durch. Dann stelle ich mir vor, dass in einer solchen Werbung statt einer Pille die Lauftherapie angepriesen würde. Das wird sie natürlich nicht. Weder das „Deutsche Lauftherapiezentrum" noch der „Verband der Lauftherapeuten" könnte sich einen solchen Werbeplatz leisten. Derweil geht das appellative Konzept der Industrie weiter auf. Die meisten Menschen, die etwas für ihre Gesundheit bzw. Gesundung tun wollen, sind über den bequemen Weg über die Pille ansprechbar.

Pillen, um unsere gesundheitliche Verfassung und unsere Stimmungen zu kurieren und zu kontrollieren? Dr. med. Thaddeus Kostrubala, ein US-amerikanischer Psychiater und Lauftherapeut, spitzte einmal diese Vorstellung zu: „Nimm jeden Morgen eine gelbe, um zur Arbeit zu gehen, dann eine violette und rote für einen angenehmen Abend und dann eine blaue, um zu schlafen. Ein perfekter chemischer Tag." (15)

Es gibt, wie Alexander Weber sagt, „keine konsumierbare, in Apotheken kaufbare Gesundheit." (16) Im Sitzen mag einem manches in den Schoß fallen, nicht jedoch die Gesundheit. Der natürliche Weg zur Gesunderhaltung und Gesundung sieht anders aus. Er fordert nicht den passiven, konsumierenden, sondern den Selbstverantwortung übernehmenden, aktiven Menschen.

Als das Deutsche Lauftherapiezentrum 1988 antrat, war das Anliegen, genau hier anzusetzen. Nicht abwartend auf den großen Tag der Gesundheitspolitik, an dem wünschenswerte Rahmenbedingungen einmal entschieden und hergestellt worden sein mögen, sondern um in Selbsterkenntnis und Selbstverantwortung einen Beitrag von unten in die Gesellschaft hinein zu leisten - zur Prävention, damit Menschen Beeinträchtigungen vorbeugen können, und zur Therapie für diejenigen, die Beeinträchtigungen bereits erfahren haben. Mit den Worten von Alexander Weber: „Die prophylaktischen und therapeutischen Möglichkeiten des Laufens sind systematisch zu sichten, praktisch zu erproben und in geeigneter Weise an Patienten und Angehörige der verschiedenen Heil- und Sozialberufe (...) zu vermitteln. Das ist - kurz gesagt - das Aufgabenfeld des Deutschen Lauftherapiezentrums ..." (17)

Laufen als Medizin

Folgen wir einmal einer Packungsbeilage für Medikamente. Wie könnte es dort für die Medizin Laufen, so wie sie hier am DLZ verstanden, praktiziert und gelehrt wird, heißen? Zum Beispiel so:

1. Was ist Lauftherapie und wofür wird die Medizin Laufen angewendet?
2. Was müssen Sie vor der Einnahme der Medizin Laufen beachten?
3. Wie ist die Medizin Laufen einzunehmen?
4. Welche Nebenwirkungen sind möglich?
5. Wie ist die Medizin Laufen aufzubewahren?
6. Weitere Informationen

Zu Frage 1: Was ist Lauftherapie und wofür wird die Medizin Laufen angewendet?

Die Lauftherapie ist eine Körpermethode. Sie wirkt über den Körper sowohl auf den Körper als auch auf die Psyche. Insofern zählt sie - anders als Psychotherapien, die körperliche und seelische Störungen durch die Psyche behandeln - zu den Körpertherapien.

Lauftherapie ist nach der Definition des DLZ „ein ganzheitlicher, unspezifischer Weg zur Prophylaxe und Behandlung von Beeinträchtigungen im physischen und psychischen Bereich." (18)

Ganzheitlich deshalb, weil Laufen immer auf den ganzen Menschen wirkt, nicht nur auf seinen Körper oder nur auf seine Psyche.

Unspezifisch, weil es sich in seinen Wirkungsmöglichkeiten nicht auf ein ganz spezielles Problem begrenzen lässt, sondern, bildlich gesprochen, „viele Fliegen mit einer Klappe schlägt".

Prophylaktisch, weil es vielerlei Beeinträchtigungen und Erkrankungen vorbeugt bzw. die Erkrankungswahrscheinlichkeit verringert.

Behandlung, weil es zur Reduzierung bzw. zum Abbau von Störungsproblematik beiträgt.

Bei richtiger Anwendung hat Laufen zahlreiche, wissenschaftlich nachgewiesene positive Effekte. Reduziert oder beseitigt werden:

- Bewegungsmangel
- Kurzatmigkeit
- Vitalitätsschwäche
- Müdigkeit
- lange Regeneration
- Herzschwäche
- koronare Herzkrankheit
- Durchblutungsstörungen
- nicht organisch bedingter Bluthochdruck
- Lungenerkrankungen
- Immunschwäche
- Fettstoffwechselstörungen
- erhöhter Blutzuckerspiegel
- Darmträgheit
- Übergewicht
- Kopfschmerz und Migräne
- Menstruations- und klimakterische Beschwerden
- Muskelschwäche
- psychogene Beschwerden am Bewegungsapparat, z. B. Verspannungen
- funktionelle Störungen des Bewegungsapparates, z. B. Rückenbeschwerden
- mangelndes bzw. fehlendes Körperbewusstsein
- geringes Selbstwertgefühl
- mangelndes Wohlbefinden
- mangelnde Konzentration und geistige Leistungsfähigkeit
- seelische Erschöpfung
- Stimmungslabilität und Gereiztheit

- Nervosität und Unruhe
- Schlafstörungen
- Stress
- Hilflosigkeitsgefühle
- leichtere Formen von Depressionen
- Angstzustände
- Alkohol-, Nikotin- und Drogenabhängigkeit
- Medikamentenmissbrauch

und Anderes mehr. (19)

Man kommt bei der Aufzählung schon ins Schwitzen und ist noch gar keinen Schritt gelaufen. Ist es nicht unglaublich, welche Wirkbreite das Laufen hat?! Prof. Dr. mult. Wildor Hollmann, Ehrenpräsident des Weltverbandes für Sportmedizin (FIMS), konstatiert: „Gäbe es eine Pille, die alle genannten Effekte in sich vereinigen würde - sie würde zweifellos das Medikament des Jahrhunderts genannt." (20)

Zu Frage 2: Was muss vor der Einnahme der Medizin Laufen beachtet werden?

Wer von Indikationen zum Laufen spricht, muss auch von Kontraindikationen sprechen. Positiv vorweggenommen werden kann, dass für das Gros der Menschen eine Lauftherapie angezeigt ist - entsprechend dem Grundsatz: Wer gehen kann, kann auch laufen.

Personen über 35 Jahre und/oder mit Zweifeln hinsichtlich ihrer körperlichen Belastungsfähigkeit, sollten einen Arzt aufsuchen und einen Eingangs-Check durchführen lassen.

Vom Laufen grundsätzlich abzuraten ist Personen mit schweren vorübergehenden und/oder dauerhaften Beeinträchtigungen, Erkrankungen und Schädigungen - ob sie nun physischer oder psychischer Art sind. Ein Für im Einzelfall ist letztlich der Entscheidung des Facharztes bzw. Psychotherapeuten, der die laufende Behandlung durchführt, vorbehalten.

Vom Laufen situativ abzuraten ist selbstredend Personen mit akuten Reizerscheinungen und fieberhaften Infekten sowie bei äußeren Umständen wie z. B. hohe Außentemperaturen, hohe Ozonwerte und hohe relative Luftfeuchtigkeit. Da es Menschen gibt, die so sehr den Bezug zu ihrem Körper verloren haben, können auch solche an sich selbstverständlichen Hinweise wie „nicht mit vollem Magen laufen" aufklärend wirken.

Zu Frage 3: Wie ist die Medizin Laufen einzunehmen?

Laufen kann in Selbstverantwortung oder mittels Inanspruchnahme eines professionellen Angebotes betrieben werden, im zweiten Fall sowohl in Form einer Einzel- als auch einer Gruppentherapie. Auch wenn das Standardlaufprogramm des DLZ im Original vielfach veröffentlicht vorliegt, raten wir dazu, von Selbstversuchen abzusehen - aus gutem Grund: „Man versucht es", wie Alexander Weber ausführt, „ein paar Mal mit dem Laufen auf eigene Faust und ist enttäuscht. Die Versuche scheitern, weil viele ihr eigenes Vermögen über(...)schätzen." (21) Ebenso gilt es, typische Beginnfehler zu vermeiden; auch Langsam-Laufen ist eine Kunst, die erlernt sein will! Last but not least ist Lauftherapie keine schnell wirksame Pille. „Sie kann", um nochmals mit Weber zu sprechen, „ihre volle Wirkung nur entfalten, wenn Selbstkontrolle (also Geduld, Beharrlichkeit, ein Ziel anvisieren, das erst nach einer geraumen Zeit zu erreichen ist), wenn eine biologische Lebensführung ansatzweise praktiziert resp. umgesetzt werden." (22) Am Neuen dranzubleiben und dieses Neue im eigenen Leben zu verankern, wird um ein Vielfaches leichter, wenn es fachlich begleitet wird. Dazu auch die Solidarität und die Unterstützung durch andere Betroffene zu erfahren und hilfreiche Kontakte zu knüpfen, ist das beste Argument dafür, den eventuellen Gedanken an ein Einzel-Coaching zu Gunsten der Teilnahme an ein Gruppenangebot zu weiten. Die Erfahrung mit Hunderten am DLZ durchgeführten Laufkursen mit Tausenden von Teilnehmern besagt: „Der sicherste Weg, den Einstieg in das regelmäßige Laufen erfolgreich zu gestalten, führt über die Anmeldung zu einem Lauftherapiekurs für Anfänger." (23)

Das Herzstück hier ist das von Alexander Weber methodisch ausgearbeitete Laufprogramm, das auf Zeit- anstatt auf Streckenvorgaben basiert. Weil Strecken eher zu flotterem Tempo verleiten - nach dem Motto „Das bringe ich schnell hinter mich" - als Minuten, die ungeachtet des Tempos gleich bleiben. Und so wechseln sich Lauf- und Gehminuten in bestimmter Anzahl miteinander ab, wobei mit fortschreitender Übung die Laufphasen länger und die Gehphasen kürzer und weniger werden. Der Körper, sprich das Herz-Kreislauf-System und der Bewegungsapparat, erhält dabei ausreichend Zeit zur Anpassung; die Laufleistung wird schrittweise und stressfrei aufgebaut. Wesentliche Voraussetzung dafür, dass sich die gewünschten positiven Wirkungen und Empfindungen einstellen können.

Abgerundet wird das langsame Laufen von Kräftigungs- und Dehnübungen, von individuellen und Gruppen-Gesprächen. In der Standardform, die je nach

Erfordernissen und Zielsetzungen abgewandelt werden kann, gelangen die Laufanfänger/innen nach 12 Wochen zu 30 Laufminuten am Stück. Eine begleitete Fortsetzung ist möglich; dem Konzept des Anfängerkurses ist das eines Fortgeschrittenenkurses nachgeschaltet.

Zu Frage 4: Welche Nebenwirkungen sind möglich?

Laufen kann unerwünschte Nebenwirkungen haben, wenn bestimmte Grundsätze außer Acht gelassen werden. Dazu zählen im körperlichen Bereich die Missachtung von Kontraindikationen wie auch die Selbstüberforderung. Im psychischen Bereich kann falscher Ehrgeiz und Fixierung auf das Laufen dazu führen, dass elementare Lebensbereiche und soziale Beziehungen vernachlässigt werden. In extrem gesteigerter Form wäre hier von einer Laufsucht zu sprechen.

Selbstredend besteht bei Unaufmerksamkeit die Gefahr von Stürzen und Verletzungen, doch ist im Vergleich zu anderen Bewegungs-, ja Sportarten die Wahrscheinlichkeit, sich dauerhaft zu schädigen, äußerst gering.

Um auch von einer erwünschten Nebenwirkung zu sprechen: Laufen soll ja keine bittere Medizin mit hoher Wirkungsrate sein, sondern Spaß machen. Spätestens dann, wenn die Anfangshürde genommen ist, ist Freude kein Ausschlusskriterium mehr.

Zu Frage 5: Wie ist die Medizin Laufen aufzubewahren?

Die Medizin Laufen sollte nach dem Verfallsdatum eines Lauftherapiekurses regelmäßig weiter verwendet werden. Nur dadurch können die erzielten gesundheitlichen Wirkungen aufrecht erhalten werden. Der Erhaltungsdosis entsprechen die im Kurs erreichte Laufzeit und praktizierte Laufgeschwindigkeit. Zugleich sollte Freude am Tun bestimmend sein. Der Bildung bzw. Beibehaltung von Laufgemeinschaften, sprich dem erfahrbaren Rückhalt durch Gleichgesinnte wird ausdrücklich zugeraten.

Die Medizin Laufen darf für Kinder zugänglich aufbewahrt werden. Bewegungsmangel ist keine Frage des Alters, Laufen auch nicht. Insofern darf im eigenen Laufen ein Anreiz für Kinder liegen, es auch einmal auszuprobieren. Wie deren Laufen am besten angeleitet und begleitet werden kann, dazu gibt das DLZ gerne Tipps.

Zu Frage 6: Weitere Informationen

Das Deutsche Lauftherapiezentrum steht mit seinem Namen für die Qualität seines Erzeugnisses. Tausendfach erprobt, hat sich dieses als ein verlässliches Mittel erwiesen, um körperliche Gesundheit und seelisches Wohlbefinden gezielt und nachhaltig zu fördern bzw. zu stärken. Als sog. „Paderborner Modell der Lauftherapie" konnte es im Bereich der Bewegungstherapien positioniert und etabliert werden. Das Kürzel DLZ ist hier nicht nur Marken-, sondern Gütezeichen.

In einer marktschreierischen Zeit ist die Lauftherapie/DLZ wohltuend wertekonservativ. „Die DLZ-Philosophie ... setzt", wie Alexander Weber ausführt, „auf gesicherte Erkenntnisse, etwa der Laufforschung, stützt sich auf große Vorbilder der Lauftherapie, auf Persönlichkeiten, die ihre Sache kritisch hinterfragen, sich der Wahrheit verpflichtet fühlen. Und nicht auf Mode-Gurus, die den Menschen erzählen, wie sie ruck-zuck zur forever-young-Generation mutieren, dem biologischen Verfall und Tod davon joggen können." (24) Begeisterung für die gute Sache - ohne Frage, aber Überhöhung, Verabsolutierung - nein. Der langsame Dauerlauf ist kein Allheilmittel. Allheilmittel gibt es nicht.

Mit Blick auf die Klienten erweist sich das Anliegen des DLZ als pädagogisch wertvoll. Klienten sind Uns-Anvertraute auf Zeit; sie werden befähigt, selbst Verantwortung für ihre Gesundheit zu übernehmen. Dazu wird „Hilfe zur Selbsthilfe" geleistet, sozusagen Erziehung zur Selbsterziehung oder Therapie zur Selbsttherapie - und zwar durch die am DLZ ausgebildeten Laufpädagogen und Lauftherapeuten.

Laufpädagogen und Lauftherapeuten

Laufpädagogen und Lauftherapeuten sind „irgendwo auf einer Skala, auf der der Trainer auf dem einen Ende und der (Arzt und) Psychotherapeut auf dem anderen ist." (25) Soll ihre Aufgabe gelingen, müssen sie gut qualifiziert sein. Nicht nur in dem Sinne, dass sie „fundierte Kenntnisse über Lauftherapiekonzepte, über Programme und ihre Umsetzung in die Praxis haben". Nicht nur, dass sie detailliertes Wissen aus der Orthopädie, Physiologie, Physiotherapie, Trainingslehre, Pädagogik, Psychologie und aus zahlreichen weiteren Bereichen haben. Sie sollen, wie Alexander Weber es ausdrückt, vor allem Vorbild sein, nicht Perfektionisten, wohl aber authentisch, überzeugend im (...) Handeln. Dazu zählt auch, dass sie Modell sind in läuferischer Hinsicht, sich als Athlet in einem wohlverstandenen Sinn verhalten. Sie sollten Partner, Helfer und Freunde der Personen sein, die sich ihnen anvertrauen und die erwarten, dass durch die Begleitung und Unterstützung (...) das Ziel der gewünschten Veränderung mit größerer Erfolgsaussicht erreicht wird." (26)

Sie, die angehenden Laufpädagogen und Lauftherapeuten, auf Ihre spätere Aufgabe gut vorzubereiten, ist unser Ansporn. Erwarten Sie Vieles, das auf Sie zukommt. Zugleich bleiben Sie mit Johann Wolfgang von Goethe gewiss und gelassen: „Sobald der Geist auf ein Ziel gerichtet ist, kommt ihm vieles entgegen." (27)

Zu guter Letzt

Nun Hand aufs Herz, gibt es etwas Schöneres als unsere Lauftherapie? - Vor nicht allzu langer Zeit musste ich lesen, was Wissenschaftler der kalifornischen Universität Berkeley herausgefunden haben wollen. Danach sind leidenschaftliche Zungenküsse „die schönste Arznei der Welt". Die lustvolle Berührung der Lippen und Zungen erzeugten nicht nur Glücksgefühle, sondern seien zudem hochwirksam: Die körpereigene Produktion von Stresshormonen werde gebremst, zu hoher Blutdruck und zu hohe Cholesterinwerte würden gesenkt, in manchen Fällen wirke Küssen sogar gegen Muskelschwund. Die Zahl der Atemzüge steige nach dem Küssen von 20 auf 60 pro Minute, wodurch dem Körper mehr Sauerstoff zur Verfügung stehe. Und schließlich: „Wer häufig und anhaltend küsst, kann damit sogar Falten glätten. Ein langer Zungenkuß aktiviert ... 30 Gesichtsmuskeln und er erhöht die Durchblutung der Haut." (28)

Sehen Sie es uns bitte nach, dass wir Ihnen die Anwendung dieser, der schönsten Arznei der Welt nicht vermitteln. Wir versprechen Ihnen aber, dass unsere Lauftherapie mindestens die zweitschönste ist. Und hört sich der zu erwerbende Titel „Laufpädagogin, Laufpädagoge" bzw. „Lauftherapeutin, Lauftherapeut" nicht auch viel seriöser an als „Zungenkusstherapeutin, Zungenkusstherapeut"?!

Ich danke für Ihre Aufmerksamkeit und wünsche Ihnen für Ihre Ausbildung am Deutschen Lauftherapiezentrum viel Erkenntnis, viel Spaß und viel Erfolg!

Literatur

(1) Schüler, W. W. (2005): Alexander Weber. In: Weber, A. & Schüler, W. W. (Hrsg.): Warum Cooper Aerobics erfand. Regensburg, S. 81-102, hier S. 81

(2) Weber, A., in: DLZ - Hrsg. - (2007): 20 Jahre Deutsches Lauftherapiezent rum (1988 – 2008). Bad Lippspringe. DVD

(3) Feurstein, H. (2001): Zusammenspiel. Laufgenuss zwischen Leistung und Schonung. Zwischenwasser

(4) Schopenhauer, A., in: Skupy, H.-H. - Hrsg. (1993): Das große Handbuch der Zitate von A bis Z. Gütersloh, München, S. 372

(5) o. N. (2006): Gesundheit ist das Wichtigste. In: Wiesbadener Kurier vom 23.02.2006, S. 16

(6) Dörenmeier, L. (2001): "Fit ab 50". In: Condition, 32. Jg., H. 11, S. 16-18, hier S. 17

(7) Strauzenberg, S. E. (?): Sport und Gesundheit. Skript

(8) Schulke, H.-J. (?): Lebenslauf: Zwischen Transport und Selbstbewegung. www.hjschulke.de/documents/lebenslauf.pdf

(9) Steffny, M. (2009): Fischers Dilemma mit shell. In: Spiridon, H. 7, S. 4

(10) Weber, A. (2003): Der Weg zum Lauftherapeuten. In: DLZ-Rundschau, H. 29, S. 28-34, hier S. 29

(11) Quelle nicht bekannt.

(12) Schüler, W. W. (2005): Kenneth H. Cooper. In: Weber, A. & Schüler, W. W. (Hrsg.): Warum Cooper Aerobics erfand. Regensburg, S. 31-44, hier S. 31

(13) Pillenknick in Süddeutschland. (2009). www.focus.de/finanzen/versicherungen/krankenversicherung/kranke nkassen-pillenknick_in_sueddeutschland (Zugriff am 20.03.2012)

(14) Medikamentenkonsum: Sind wir noch zu retten? www.mythen-post.ch/datei_mp_11_98/medikamentenkonsum_mp_11_98.htm

(15) Kostrubala, T. (1976): The Joy of Running. Philadelphia, New York

(16) Weber, A. (2002): Über Alter, Wellness und Fitness. In: DLZ-Rundschau, H. 2., S. 31-35, hier S. 35

(17) Weber, A. (1990): Laufen als Therapie, 2. überarb. Aufl., S. 3

(18) Ammenwerth, R. (1993): Protokoll des ersten kommunikativen Brainstorming der DLZ-Dozenten. In: DLZ-Rundschau, Ausg. 10, S. 12-16, hier S. 15

(19) diverse Bücher zum Laufen und zur Lauftherapie

(20) Quelle nicht bekannt

(21) Weber, A. (2004): Wie kann ich Lauftherapeut werden? In: Jütting, D. H. - Hrsg. -: Die Laufbewegung in Deutschland - interdisziplinär betrachtet. Münster u. a., S. 241-254, hier S. 245

(22) siehe 16

(23) siehe 21

(24) Weber, A., in: siehe 1, hier S. 98

(25) Kostrubala, T. (1984): Running and Therapy. In: Sachs, M. L. & Buffone, G. W. (Hrsg.): Running as Therapy. Lincoln, London, S. 112-124

(26) Weber, A. (2003): Der Weg zum Lauftherapeuten. In: DLZ-Rundschau, H. 1/2003, S. 28-34, hier S. 30

(27) https://www.zitate-online.de/literaturzitate/allgemein/19411/sobald-der-geist-auf-ein-ziel-gerichtet-ist.html (abgerufen am 01.03.2012)

(28) o. N. (2006): Zungenküsse. Die schönste Arznei der Welt. In: a. die aktuelle. Nr. 50, 2006, S. 82

Die Aus- und Weiterbildungen am Deutschen Lauftherapiezentrum

von Wolfgang W. Schüler (2013)

aus: Weber, A., Richter, K. & Schüler, W.W.: Lauftherapie nach dem Paderborner Modell – ein Königsweg zur Selbsthilfe. (Hrsg.: Deutsches Lauftherapiezentrum) Bad Lippspringe: Deutsches Lauftherapiezentrum e.V., o. J., S. 89-100

Hinweis: *Die drei Autoren des angegebenen Buches hatten sich gegenseitig von der Zitierpflicht entbunden.*

Wer Menschen dazu befähigen will, mittels Laufen etwas für ihre Gesundheit und für ihr Wohlbefinden zu tun, der findet dafür am Deutschen Lauftherapiezentrum nicht die eine Vorlage, sondern gleich drei. Jede hat ihren eigenen Ausgangspunkt und weist einen eigenen Weg. Je nachdem, ob es eng gefasst darum geht, Kursteilnehmer in ein gesundheitsorientiertes Laufprogramm einzuführen, oder erweitert darum, ihnen zusätzliche Hilfestellungen zu geben - sei es auf erzieherische oder gar therapeutische Weise. Wie dies geschehen kann, lässt sich an den Ausbildungen zum Laufgruppenleiter, zum Laufpädagogen oder zum Lauftherapeuten ablesen.

Zusammen genommen stehen die Ausbildungen für das Gesamtspektrum gesundheitlicher Orientierung: zum einen für die Ansätze Prävention, Therapie und Rehabilitation, zum anderen für die Zielgruppen Gesunde, Kranke und Chronisch Kranke bzw. Behinderte. Gemeinsame inhaltliche Bezugspunkte aller Ausbildungen sind das DLZ-Standard-Laufprogramm für Anfänger sowie dessen Durchführung im Kontext einer Gruppe. Unterschiede liegen im Bereich der Lehr- und Praxiseinheiten, ihrer thematischen Weite und Tiefe. Dementsprechend differieren die Ausbildungen in Stundenzahl und Dauer wie auch in den Abschlussanforderungen, die zur jeweiligen Zertifizierung führen.

Gleichwohl sind die Ausbildungsgänge auf Durchlässigkeit hin angelegt. Ein kürzerer Ausbildungsgang geht im nächst längeren auf; die erfolgreich absolvierte kürzere Ausbildung ermöglicht unter Anrechnung der bisher erbrachten Leistungen die Einmündung in eine längere - soweit die jeweiligen persönlichen bzw. beruflichen und läuferischen Zulassungsvoraussetzungen erfüllt sind.

Zu allen Ausbildungen wird jedes Jahr ein neuer Kurs angeboten, in Lauftherapie bereits seit 1991. Damit verbunden ist der Selbstanspruch, ein einmal entwickeltes Konzept fortzuschreiben und neueren Erkenntnissen anzupassen.

Dieser Anspruch findet seine Einlösung zum einen in Novellierungen der Ausbildungsrichtlinien, zum anderen in Aktualisierungen der Lehrinhalte und Skripten. Zudem wurde die Ausbildung zum Lauftherapeuten in 2005 ergänzt um die zum Laufgruppenleiter. In 2008 folgte die Ausbildung zum Laufpädagogen nach. Zusammen firmieren sie unter dem DLZ-Motto „Lebensschule Laufen".

Rückblick auf die Anfänge

Als Alexander Weber am 19. Februar 1991 die Ausbildung zum Lauftherapeuten eröffnete, geschah dies im Wissen darum, dass es für die Aufgabe der Anleitung von Menschen zum gesundheitsorientierten Laufen kompetente Anleiter brauchte. Und nicht nur im Raum Paderborn, sondern bundesweit. Lauftherapie sollte für alle diejenigen zugänglich sein, die mit ihr arbeiten wollten.

Um Lauftherapeuten ausbilden zu können, wurden von Weber und Mitarbeitern zunächst einmal die Vorausbedingungen geschaffen, für die es bislang keine Vorlagen gab: die Ausbildungsrichtlinien bestimmt, die Lehrgebiete präzisiert, ein interdisziplinäres Dozententeam einberufen und die Prüfungsordnung festgelegt. 1991, 3 Jahre nach Gründung des DLZ, war dies geschehen, und der erste Ausbildungskurs konnte an den Start gehen. Eine der zentralen, in der Satzung des Instituts festgeschriebenen Aufgaben, nämlich die Lauftherapie an Angehörige der verschiedenen Heil- und Sozialberufe zu vermitteln, stand vor ihrer Erfüllung.

Welche Bedeutung der Eröffnung der Ausbildung zum Lauftherapeuten von fachlicher Seite beigemessen wurde, zeigen die Grußbotschaften, die Weber erhielt, und von denen hier nur einige wiedergegeben werden:

„Die positiven physischen und psychischen Wirkungen eines vernünftig betriebenen, individuell dosierten Ausdauersportes stehen außer Frage. Es ist aber auch unbestreitbar, dass die meisten Leiter von Laufgruppen über keine ausreichenden theoretischen und praktischen Erfahrungen auf dem Gebiet des Ausdauersports, insbesondere des Laufens, verfügen. Somit wird auch das Ziel, dem Teilnehmer ‚physisches, psychisches und soziales Wohlbefinden' zu vermitteln, häufig nicht erreicht. Daher leisten Sie einen wertvollen Beitrag zur qualifizierten Ausbildung von Lauftherapeuten und damit zur Verbesserung der Gesundheit weiter Bevölkerungskreise." (Dr. med. Hans-Henning Borchers, Vorsitzender des Deutschen Verbandes langlaufender Ärzte)

„In einer Landschaft der scheinbar zurückgehenden beruflichen Möglichkeiten im Sport und in der Sportwissenschaft kommen Sie mit einem hervorragenden Konzept Ihres Lauftherapiezentrums auf den ‚Markt'." (Prof. Dr. Hans Eberspächer, Sportpsychologe an der Universität Heidelberg)

„Einem Konzept, das sich nicht an verbissene Langstreckenläufer, sondern an Sportlerinnen und Sportler wendet, denen an der Verbesserung von Gesundheit und körperlicher Leistungsfähigkeit wie auch an subjektivem Wohlbefinden und an der Entdeckung des eigenen Ichs gelegen ist – einem solchen Konzept wünschen wir viel Erfolg." (Prof. Dr. Wolf-Dietrich Brettschneider, Sportpädagoge und Prof. Dr. Heinz Liesen, Sportmediziner an der Universität-Gesamthochschule Paderborn)

„Ich bin fest davon überzeugt, dass Sie mit dem Konzept einen richtigen Weg eingeschlagen haben und vielen auf diesem Gebiet ambitionierten Läufern entgegenkommen. Auch sozialpolitisch liegen Sie damit im Trend der Forderung des Gesundheitsreformgesetzes, die Prävention zu fördern." (Bruno Blum, Präsident des Verbandes Physikalische Therapie)

Lauftherapie – eine erlernbare Kunst

Ob es gelingt, den Einstieg in das regelmäßige gesundheitsorientierte Laufen erfolgreich zu gestalten, hängt von zweierlei ab: Zum einen von der Konsequenz und der Disziplin der Teilnehmer, sich auf einen Weg einzulassen, der ihre bisherigen Lebensroutinen durchbricht und deshalb von ihnen für gewöhnlich als schwierig erlebt wird. Zum anderen sehr stark von den Qualitäten und Fähigkeiten der Kursleiter (Laufgruppenleiter, Laufpädagogen und Lauftherapeuten). Individual- und Gruppenprozesse anzuleiten, zu beobachten und durch hilfreiche Gespräche zu begleiten, stellt an sie weitreichende Anforderungen. Weil sowohl körperorientiert als auch personen- und sozialbezogen gearbeitet wird, muss ein Anleiter auf vielen Gebieten kompetent sein.

Zunächst einmal soll er Laufanfängern helfen, typische Beginnfehler zu vermeiden und das Laufen richtig zu dosieren. Er soll in der Lage sein, seinen Klienten die Fragen im Zusammenhang mit Laufen fachlich richtig zu beantworten. Und er muss verstehen, wie sich die Dinge im Kontext von Laufen zueinander verhalten. Bestenfalls soll er mit seinem Sachverstand und seinem Verständnis Phänomene, die durch Laufen quasi erst in das Bewusstsein kommen, transparent machen.

Dazu müssen Anleiter nicht nur fundierte Kenntnisse über Laufkonzepte, über Programme und ihre Umsetzung in die Praxis haben. Detailliertes Wissen ist auch gefordert in bestimmten Bereichen von Gesprächsführung, Beobachtung, Beratung, Evaluation, Essen und Trinken, Orthopädie, Physiologie, Physiotherapie, Trainingslehre, Laufausrüstung, Körpersprache, nicht zuletzt der Pädagogik, Gruppendynamik und Psychologie.

Für das Verstehen der Erlebnisdimension Laufen - und hier insbesondere der Veränderungsprozesse, die durch Laufen in Gang gesetzt werden - ist unabdingbar, dass Kursleiter selbst regelmäßige Läufer sind. Mehr noch: dass sie die Veränderungen durch Laufen nicht lediglich an sich erfahren, sondern tiefgreifend erlebt und sehr bewusst registriert haben.

Anleiter leisten die beste Überzeugungsarbeit durch ihr Wirken als Person in der Praxis. Die innere Stärke, die sie als Läufer durch jahrelanges Training erworben haben und die sie einsetzen, um ihren Alltagsstress zu kontrollieren und ihr Leben zu meistern, ist auch Teil ihrer Person. Damit machen sie keine Reklame, kein Marketing. Doch wenn Menschen diese Eigenschaft beim anderen wahrnehmen - Vorbildlichkeit, nicht Perfektionismus -, sind sie eher bereit, den langen Weg der Stressbewältigung via Laufen zu gehen. Insofern sollen Laufanleiter Partner, Helfer und Freunde der Personen sein, die sich ihnen anvertrauen und die erwarten, dass durch die Begleitung und Unterstützung das Ziel der gewünschten Veränderung mit größter Erfolgsaussicht erreicht wird.

All das zusammen macht - insbesondere in der Lauftherapie - das Wirken des Anleiters zu einer Kunst, aber einer erlernbaren.

Die Ausbildungsgänge

Wenngleich die Ausbildung zum Lauftherapeuten die tiefsten Dimensionen der Anleitung von Menschen zum gesundheitsorientierten Laufen berührt, stehen alle 3 DLZ-Ausbildungen mit eigener Berechtigung nebeneinander. Für die Wahl der einen oder anderen Ausbildung können verschiedene Überlegungen und Präferenzen ausschlaggebend sein: persönliche Voraussetzungen und Interessen, Zeit- und Kostenaufwand, Verwendungsmöglichkeiten, die Option auf spätere Verlängerung bzw. Vertiefung der Ausbildung.

Die Ausbildungsgänge werden nachfolgend auf der Grundlage der jeweiligen Richtlinien für die Aus- und Weiterbildung einzeln dargestellt. (Die Darstellungen ersetzen nicht den Blick in die Richtlinien.)

A) Die Ausbildung zum Laufgruppenleiter

Ziel der Laufgruppenleiter-Ausbildung ist es, Laufanfängern eine kompetente Bezugsperson zur Seite zu stellen, die ihr Laufen anleitet und sie Schritt für Schritt zur selbständigen, gesundheitswirksamen Laufpraxis führt. Hierfür werden die erforderlichen Einsichten, Kenntnisse, Fähigkeiten und Methoden vermittelt.

Zur Ausbildung zugelassen werden Bewerber, die sich für das Laufen begeistern, Freude am Umgang mit Menschen haben, Einfühlungsvermögen besitzen und zur Selbstreflexion fähig sind. Ihre Eignung für den Dauerlauf soll an mindestens einem 10-km-Lauf in 60 Minuten nachgewiesen werden (Urkunde oder Ergebnisliste).

Die Ausbildung findet im Rahmen eines 5tägigen Kompaktseminars statt. Der Unterricht (Theorie und Praxis) beträgt etwa 30 Zeitstunden. Die Seminartermine variieren im Zeitraum von Mitte Mai bis Anfang Juni eines Jahres.

Die Inhalte der Ausbildung sind:

I. Das DLZ-Standard-Laufprogramm und seine Umsetzung
(theoretische Grundlagen, praktische Übungen)

II. Biologisch-physiologische Aspekte des Laufens
(Wirkungen auf Herz, Kreislauf, Muskulatur, Stoffwechsel)

III. Psychologische und pädagogische Aspekte des Laufens

IV. Laufen und Entspannung

V. Essen und Trinken

VI. Laufausrüstung

VII. Organisation von Laufgruppen

Nach erfolgreichem Abschluss der Ausbildung, der eine aktive Mitarbeit im Seminar voraussetzt, erhalten die Auszubildenden das Gruppenleiter-Zertifikat des DLZ. Ein benotetes Zertifikat kann ausgestellt werden, wenn zusätzlich zur aktiven Seminarteilnahme eine kurze schriftliche Arbeit (Bericht, Fallstudie) angefertigt und mit der Note „gut“ oder „sehr gut“ beurteilt wird. Die Arbeit ist bis 4 Wochen nach Beendigung des Seminars beim DLZ einzureichen.

B) Die Ausbildung zum Laufpädagogen

Ziel der Laufpädagogen-Ausbildung ist die Qualifikation zum eigenverantwortlichen laufpädagogischen Handeln. Der angehende Laufpädagoge soll die Kompetenz erwerben, Einzelpersonen und/oder Laufgruppen so zu begleiten und zu coachen, dass ganz allgemein eine Erziehung zu eigenverantwortlichem gesundheitlichen Handeln erfolgt und dass die formulierten laufpädagogischen (Teil-) Ziele in der angestrebten Art und Weise erreicht werden. Das besondere Profil des Laufpädagogen ergibt sich aus der Verbindung einer nachhaltigen Selbsterfahrung als Läufer sowie den damit einhergehenden impliziten personalen Veränderungsprozessen mit den Anforderungen der Zertifikatsausbildung. Im Verlauf der Ausbildung werden laufpädagogisches Wissen, Einsichten in relevante Sachverhalte und das Rüstzeug für die Praxis vermittelt.

Zur Ausbildung zugelassen werden Personen in der beruflichen und nachberuflichen Lebensphase. Die Bewerber sollen Freude am Umgang mit Menschen, Einfühlungsvermögen und die Fähigkeit zur Selbstreflexion haben. Sie sollen regelmäßige Läufer sein, das heißt seit mindestens 1 bis 2 Jahren regelmäßig 2- bis 3mal pro Woche ein Lauftraining absolvieren. Der Nachweis von mindestens einem 10-km-Lauf mit definierter Mindestzeit (in Abhängigkeit von Geschlecht und Alter) ist erwünscht, er kann auch im Kursverlauf erbracht werden. Weiteres, wie z. B. die Vorlage einer „Erste-Hilfe-Bescheinigung“, regeln die Richtlinien zur Ausbildung.

Die Ausbildung umfasst den Zeitraum vom Monat April eines jeden Jahres bis zum Monat Februar des Folgejahres. Einschließlich der Sommerpause im Ferienmonat Juli beträgt die Ausbildungszeit 10 Monate. Die Zahl der Unterrichtsstunden, einschließlich eines 5tägigen Kompaktseminars, liegt zwischen 125 und 135. Sie verteilen sich mit Ausnahme des Kompaktseminars auf jeweils ein Wochenende pro Monat.

Die Inhalte der Ausbildung gruppieren sich zu 5 Lehreinheiten, sogenannten Modulen. Die Module setzen sich zusammen aus Vorträgen, Referaten, Seminaren, praktischen Übungen, Workshops und Hospitationen. Sie umfassen die folgenden Themen:

A: Signatur der Gegenwart

(Themen von aktueller laufpädagogischer Relevanz)

- Alter, Altern und demographische Entwicklung
- Wellness-Philosophie
- Info-Flut und gesundheitliche Orientierung
- Stress und Entspannung
- Prävention: Menschen unterstützen, Verhaltensweisen zu ändern

B: Gesundheitspädagogische Kompetenz

- Sichtweisen und Verständnis von Krankheit und Gesundheit
- Krankheitsprävention und Gesundheitsförderung
- Gesundheitsförderung durch laufpädagogische Intervention
- Bewegung / Ernährung / Regeneration

C: Gruppen- und Sozialkompetenz

- Gruppe und Gruppenentwicklung
- Kleingruppen anleiten, begleiten und führen
- Kommunikative Fähigkeiten und Fertigkeiten (Skill-Training)
- Beratung im laufpädagogischen Alltag

D: Projekt- und Methodenkompetenz

- Planung und Organisation von Laufkursen
- Didaktik und Methodik von Laufkurseinheiten
- Durchführung und Evaluation von Laufkursen
- Außendarstellung und Öffentlichkeitsarbeit

E: Handlungskompetenz in laufrelevanten Problem- und Krisensituationen

- Exemplarische Lauf-Kasuistik
    - Ausgewählte Fallbeispiele
    - Verletzungen, Unfälle, Beschwerden
    - Psychische und/oder soziale Problemfälle
- Biologisch bedingte Bewegungsstörungen
    - Belastung und Regeneration
    - Hilfen, Interventionsmaßnahmen

Voraussetzungen für den erfolgreichen Abschluss der Laufpädagogen-Ausbildung sind der Nachweis der besuchten Lehrveranstaltungen sowie das Bestehen einer Hausarbeit (schriftliche Fallbearbeitung) und einer mündlichen Prüfung (30minütiges Kolloquium). Mit ihnen erhalten die Auszubildenden das Laufpädagogen-Zertifikat des DLZ.

C) Die Ausbildung zum Lauftherapeuten

Ziel der Lauftherapeuten-Ausbildung ist die Befähigung zu verantwortlichem lauftherapeutischen Handeln. Dem Auszubildenden sollen Grundlagen und relevante Forschungsergebnisse der Lauftherapie sowie die erforderlichen Einsichten, Kenntnisse, Fähigkeiten und Methoden vermittelt werden. Das besondere Profil des Lauftherapeuten ergibt sich aus der eigenen Laufbiografie, den implizit verbundenen Veränderungsprozessen mit den Anforderungen der Zertifikatsausbildung.

Zur Ausbildung zugelassen werden Personen in der beruflichen und nachberuflichen Lebensphase, die eine abgeschlossene Ausbildung in einem psychosozialen Beruf haben. Hierzu zählen insbesondere folgende Berufsgruppen: Ärzte, Krankenpfleger, Krankengymnasten, Masseure, Psychologen, Pädagogen, Sozialpädagogen / Sozialarbeiter, Erzieher, Arbeits- und Berufstherapeuten, Laufpädagogen (DLZ). Die Ausbildung ist ferner für Personen ohne entsprechenden Berufsabschluss möglich, wenn sie in der Ausübung psychosozialer Arbeit eine einschlägige Erfahrung in der Regel von 3 Jahren nachweisen können bzw. den Nachweis qualifizierter Gruppenarbeit erbringen. Eigene Lauferfahrung wird in Form einer regelmäßigen Laufpraxis seit mindestens 2 Jahren und einer Teilnahme an Laufveranstaltungen erwartet (mit Angabe über Streckenlängen und erzielte Zeiten). Erfahrung über längere Laufstrecken wie Halbmarathon und Marathon sind erwünscht. Weiteres, wie z. B. die Vorlage einer „Erste-Hilfe-Bescheinigung", regeln die Richtlinien zur Ausbildung.

Die Ausbildung umfasst einen Zeitraum von gut 1 ½ Jahren. Sie beginnt im April eines jeden Jahres und endet im November des Folgejahres. Mit Ausnahme der Sommerpausen im Ferienmonat Juli, eines sechstägigen Kompaktseminars in der 1. Ausbildungshälfte und einer mehrmonatigen Projektzeit in der 2. Hälfte findet der Unterricht an einem Wochenende pro Monat statt. Die Zahl der Unterrichtsstunden liegt zwischen 250 und 260.

Die Inhalte der Ausbildung gliedern sich in 10 Lehreinheiten (Module), die sich aus Vorträgen, Referaten, Seminaren, praktischen Übungen, Workshops und Hospitationen zusammensetzen. Im 1. Abschnitt der Ausbildung erwirbt der angehende Lauftherapeut die laufpädagogische Kompetenz, im 2. Abschnitt die lauftherapeutische. Da der 1. Abschnitt der Ausbildung zum Laufpädagogen entspricht, werden nachfolgend nur die Themen des 2. Abschnitts dargelegt. Sie umfassen die folgenden Themen:

F: Der Mensch als biologisches System

- Bewegungsapparat
- Herz-Kreislauf
- Physiotherapie
- Trainingslehre
- Laufausrüstung

G: Laufen als Therapie

- Theorie der Lauftherapie
- Adressatenspezifisches Laufen
- Evaluation lauftherapeutischer Maßnahmen
- Therapeutische Gesprächsführung
- Beobachtungsmethoden inkl. Nonverbale Kommunikation

H: Wahlmodule als Schwerpunkte

H1: Eigenverantwortliche Gesundheitsförderung

- Essen und Trinken
- Entspannung und Stressmanagement

oder

H2: Perspektiven der Lebensführung

- Beratung / Coaching
- Lebensführung / Lebenskunst

I: Ausbildungsbegleitung

- Einzelberatung
- Colloquia
- Anfertigung schriftlicher Arbeiten
- Abschlussprüfungen
- Praxisbegleitung
- Selbstmarketing

Voraussetzungen für den erfolgreichen Abschluss der Lauftherapeuten-Ausbildung sind der Nachweis der besuchten Lehrveranstaltungen sowie das Bestehen von 2 Teilprüfungen. Die erste Prüfung bezieht sich auf eine schriftliche Hausarbeit auf der Grundlage eines durchgeführten Praxisprojektes, die zweite auf eine mündliche Prüfung zu 3 verschiedenen Themenbereichen. Wurden beide Teile mindestens „bestanden", verleiht das DLZ sowohl ein Zertifikat als auch ein Zeugnis.

Die Ausgebildeten

Dass alle 3 Ausbildungen hoch bewertet werden, verdeutlicht zum einen die kontinuierliche Nachfrage. Zum anderen lässt es sich an den Rückmeldungen der Absolventen bei Ausbildungsende ablesen. Was die Zahl der Kursanten und Abschlüsse betrifft, so liegt sie bei den Laufgruppenleitern und Lauftherapeuten am höchsten, und zwar im Kursdurchschnitt bei jeweils über 20. Dagegen ist die Zahl derjenigen, die die Ausbildungen vorzeitig beenden, äußerst gering. Ebenso erfreut, dass die überwiegende Mehrheit der Kursabsolventen ein positives bis sehr positives Feedback zum Ausbildungsverlauf und -abschluss geben. Hierzu Stimmen von Kursanten, die im November 2010 die Ausbildung zum Lauftherapeuten abgeschlossen haben:

„Für 18 Monate nach Bad Lippspringe zu kommen, erschien mir anfangs als große Herausforderung. Nun erscheint es mir als die noch größere Herausforderung, hierauf verzichten zu müssen. Kurswochenenden waren nicht gleich Schulwochenenden - es war ein Ausstieg aus meinem üblichen Tagesablauf, ein Einstieg in die Welt des Denkens, wie Leben auch funktionieren kann, ein Zusammensein mit tollen, interessanten und vielsagenden Menschen. Ich habe jede Sekunde im DLZ und in Bad Lippspringe genossen."

„Es war immer wieder erstaunlich für mich, wie gut wir uns untereinander verstanden haben, wie kompetent die einzelnen Dozenten waren und mit wie viel Engagement der Unterricht vorbereitet und rübergebracht wurde. Auf meinem ganz persönlichen Weg hat mich das Gehörte und zuhause Verinnerlichte ein erhebliches Stück vorangebracht."

„Im Kurs 19 sind sich Menschen begegnet mit einer Leidenschaft und einer Idee … Das DLZ hat uns den Rahmen gegeben, die Dozenten viele Inspirationen."

„Dem interdisziplinären Dozententeam aus Pädagogen, Psychologen, Soziologen, Ernährungswissenschaftlern, Ärzten, Physiotherapeuten, Wirtschafts- und Medienfachleuten gelang es, nicht nur unseren Horizont, sondern auch den Blick auf das eigene Leben zu weiten. (…) Und eines war uns Schülern und den Dozenten gemeinsam: Wir laufen alle für's Leben gern!"

Bereit für die Praxis

Befragungen bzw. Rückmeldungen zeigen: Die weit überwiegende Zahl der Ausgebildeten drängt es in die Praxis. Viele schaffen sich neben dem Beruf ein zweites Standbein, eine Nebentätigkeit, einen Nebenverdienst. Sie bieten Lauftherapie- bzw. Gesundheitslaufkurse in eigener Regie an bzw. treten als freie Mitarbeiter in den Dienst von Bildungs-, Sport- und sozial-therapeutischen Einrichtungen. Andere, Selbständige wie Angestellte, bringen ihr Laufangebot innerhalb ihrer Berufstätigkeit an ihrem Arbeitsplatz ein und sorgen für eine Erweiterung des dort bestehenden Behandlungsrahmens - so in medizinisch-therapeutischen Praxen, Kliniken, Reha-Zentren, Heimen u. a. Nicht mit dem Anspruch finanzieller Mehrwertbildung, sondern aus fachlichen Erwägungen und zur eigenen Zufriedenheit.

Ob man z. B. als Lauftherapeut voll beruflich tätig sein und damit seinen Lebensunterhalt sichern kann, ist derzeit nur vage einzuschätzen. Gleichwohl gründen zunehmend mehr Absolventen sogenannte „Laufschulen" und loten ihre Möglichkeiten eines beruflichen Umstiegs auf dem oder in den Gesundheitsmarkt aus. Die ersten haben ihn vollzogen.

Doch nicht alle Absolventen sehen sich als zukünftige Praktiker. Manche machen die Ausbildung „nur" mal so für sich, zur eigenen persönlichen Weiterbildung und -entwicklung.

Die Publikationen des Deutschen Lauftherapiezentrums - eine kommentierte Auswahl

von Wolfgang W. Schüler (2013)

aus: Weber, A., Richter, K. & Schüler, W. W.: Lauftherapie nach dem Paderborner Modell - ein Königsweg zur Selbsthilfe. (Hrsg.: Deutsches Lauftherapiezentrum) Bad Lippspringe: Deutsches Lauftherapiezentrum e.V., o. J., S. 101-111

Wer sich über die bisherigen Ausführungen hinaus mit der Philosophie, den Aktivitäten und Erkenntnissen des Deutschen Lauftherapiezentrums beschäftigen möchte, kommt angesichts der Vielzahl der hierzu vorliegenden Veröffentlichungen nicht umhin, eine Auswahl zu treffen. Eine solche soll durch die in diesem Kapitel gegebenen Leseempfehlungen erleichtert werden. Die getroffene Vorauswahl vernachlässigt die Sekundär- und Tertiärliteratur zum Thema und selektiert direkt aus der Primärliteratur, d. h. aus jenen Schriften, die vom DLZ herausgegeben bzw. von DLZ-Dozenten verfasst wurden. Dass bei Beiträgen mit gleichen oder ähnlich gelagerten Inhalten der eine oder andere Beitrag den Vorzug der Nennung erhält, soll die Bedeutung der ungenannten nicht schmälern. Das Vorgehen macht vielmehr deutlich, dass Auswahlen durchaus subjektiv sein können.

Übersicht

Jeder Verein braucht ein Kommunikationsmittel, mit dem die Mitglieder regelmäßig über Vereinsinternas sowie fachliche Fragen und Entwicklungen informiert werden. Beim Deutschen Lauftherapiezentrum ist dies im Printbereich die DLZ-Rundschau. Die erste Ausgabe erschien 1988 im Jahr der Vereinsgründung, damals noch unter dem alten Vereinsnamen als „ZfL-Rundbrief" (Änderung ab Ausgabe 4/1990). Schon bald entwickelte sich die Rundschau zu einem respektablen Publikationsorgan, das zudem einzige Zeitschrift für Lauftherapie im deutschsprachigen Raum ist. Seit Ausgabe 16 (1996) ist sie im internationalen Katalogverzeichnis der wissenschaftlichen Bibliotheken vertreten, wofür die ISSN-Nummer 1430-8797 auf der Titelseite des Heftes als Zeichen steht. In 2007 wurde die halbjährliche Erscheinungsweise zugunsten eines Jahres-Doppelheftes aufgegeben. Die DLZ-Rundschau kann unabhängig von einer Vereinsmitgliedschaft im Abonnement erworben werden. Sie erscheint gegen Ende eines jeden Jahres, ist großformatig und farbig und hat einen Umfang von ca. 50 Seiten.

Mitte der 1990er Jahre gab das DLZ wegweisende Hausarbeiten, die von angehenden Lauftherapeuten im Rahmen ihrer Ausbildung angefertigt worden waren, in Buchform heraus. Sie erschienen als Praxis-Reihe >Lauftherapie< im Gesundheits-Dialog Verlag, Oberhaching:

- Band 1: Eppinger, F. (1995): Lauftherapie - Gesundheitsförderung im Betrieb.

- Band 2: Richter, K. (1995): Meditation und Laufen.

- Band 3: Schüler, W. W. (1996): Lauftherapie bei verhaltensauffälligen Kindern und Jugendlichen.

Die Buchreihe wurde mit Auflösung des Verlages eingestellt.

Über die Jahre gibt das DLZ einzelne Sonderhefte heraus. Hier ist zuvorderst das Heft „Laufen als Therapie" von Alexander Weber zu nennen, das 1990 in 2., überarbeiteter Auflage erschien. Daneben werden die Richtlinien zu den einzelnen Ausbildungsgängen in Heftform öffentlich zugänglich gemacht. Ergänzend legt(e) das DLZ Faltblätter zu bestimmten Themen auf, z. B. „Arztinformation: Laufen auf Rezept".

Einstiegs-Informationen bietet die Webseite des DLZ (www.lauftherapiezentrum.de). Sie ist in stetiger Weiterentwicklung begriffen und umfasst derzeit die Rubriken Über uns, Newsletter, Angebote, Termine, Dozenten, Literatur, Referenzen, Rundgang im DLZ und Kontakt.

Zum runden Bestehen des Instituts im Jahre 2008 wurde die DVD „Gesund ist der Mensch von unten nach oben! 20 Jahre Deutsches Lauftherapiezentrum" herausgegeben. Idee und Konzeption gehen auf Alexander Weber zurück, die Herstellung übernahm Bernd Mues.

Last but not least ist auf die extern veröffentlichten Beiträge der DLZ-Dozenten hinzuweisen. Sie liegen als Bücher sowie zahlreich als Beiträge in Büchern und Fachzeitschriften vor. Dabei geht es selbstredend nicht nur um die Veröffentlichungen seit Gründung des DLZ, sondern auch und entscheidend um jene von Alexander Weber ab 1981, da sie das DLZ und seine Aktivitäten erst denkbar und möglich machten.

Der nachfolgenden kommentierten Auswahl von Publikationen - erschienen vor und nach 1988 - gehen 3 Bibliografien voraus, die sich auf die Schriften Webers, die Beiträge der DLZ-Rundschau und auf Veröffentlichungen zur Lauftherapie allgemein beziehen:

- Schüler, W. W. (2001): 25 Ausgaben DLZ-Rundschau 1988 - 2001. Autoren, Sach- und Personenregister. Beilage der DLZ-Rundschau, Heft 26
- Schüler, W. W. & Richter, K. (2002): Gesund durch Laufen. Bibliografie deutschsprachiger Literatur. Wiesbaden: Thorsten Reiß Verlag
- Schüler, W. W. (2006): Veröffentlichungen von und über Alexander Weber. In: Bonnemann, A., Grell, J. & Richter, K. (Hrsg.): Laufen und Lauftherapie. Ein Lesebuch. Regensburg: LAS Verlag, S. 18 26

Zentrale Schriften

Dank Online-Bestelldiensten hat sich der Zugang zu älteren Zeitschriftenartikeln und vergriffenen Büchern erheblich erleichtert. Deshalb werden hier nicht nur die DLZ-Beiträge jüngeren Datums in Betracht gezogen. Allein von Alexander Weber liegen aus 3 Jahrzehnten ca. 100 Veröffentlichungen zum gesundheitsorientierten Laufen bzw. zur Lauftherapie vor. Seine Schriften sind an den Anfang der Literaturauswahl gestellt. Ihnen folgen ergänzende Publikationen ehemaliger und aktueller DLZ-Dozenten und -autoren wie Dr. Arwed Bonnemann, Franz Eppinger, Jochen Grell, Martin Krüger, Klaus Richter und Wolfgang W. Schüler.

Weber, A. –Hrsg.– (1984): Gesundheit und Wohlbefinden durch regelmäßiges Laufen. Paderborn: Junfermann Verlag, 146 S., ISBN 3-87387-226-9 (2. Aufl. 1985)

Dem Buch liegt eine von Weber organisierte Vortragsreihe im Herbst 1983 zugrunde, für die er Referenten aus Medizin, Psychologie und Pädagogik gewinnen konnte, u. a. Dr. med. Ernst van Aaken. Von Weber selbst stammen 4 der 10 Beiträge. Im Kapitel „Mehr Lebensfreude durch Laufen" legt er erstmals in Buchform die Ergebnisse seiner repräsentativ angelegten Untersuchung an Volkslaufteilnehmern aus den Jahren 1979/1980 dar. Dasselbe gilt für „Lauftherapie mit Alkoholabhängigen an einer Kurklinik". Hier führt er durch sein 1983 an der Klinik Oerlinghausen initiiertes Forschungsprojekt. Beide Untersuchungen - viel beschrieben und zitiert - sind heute Klassiker der psychologisch orientierten Lauf(therapie)forschung. Deren seinerzeitigen Kenntnisstand reflektiert Weber im Kapitel „Regelmäßiges Laufen beeinflusst den ganzen Menschen - Veränderungen im seelischen Bereich", wobei er insbesondere auf führende amerikanische Studien eingeht. Die von ihm aufgeworfenen methodischen Fragen zu den vorgefundenen Untersuchungsdesigns sind von zeitloser Bedeutung. Im abschließenden Kapitel „Laufen verbindet Menschen - Kommunikatives Laufen" stellt er das von ihm entwickelte und praktizierte Konzept des sogenannten Lauf-Encounter (Lauf-Workshop) vor. Leitfrage: Wodurch und wie kann die Lauf-Gruppe für ihre Mitglieder hilfreich werden?

Die Publikation ist als „Lesebuch" gedacht. Sie geht jedoch im Bereich der dargestellten Untersuchungen, insbesondere zur Lauftherapie bei Alkoholabhängigkeit, tiefer. Wer es gänzlich wissenschaftlich mag, sei verwiesen auf:

→ Weber, A. (1982): Laufen - Motive und Wirkungen. Eine repräsentative Untersuchung an Volkslaufteilnehmern. In: Sportwissenschaft, 12. Jg., H. 2, S. 174-184

→ Weber, A. (1984): Laufen als Behandlungsmethode - eine experimentelle Untersuchung an Alkoholabhängigen in der Klinik. In: Suchtgefahren, 30. Jg., H. 3, S. 160-167

Weber, A. (1986): Seelisches Wohlbefinden durch Laufen. (Reihe „Fit für das Leben) Oberhaching: sportinform Verlag 130 S., ISBN 3-924557-17-9 (3. Aufl. 1989)

Das mit Fotos und Zeichnungen illustrierte Taschenbuch ist praxisorientiert und führt in 10 Schritten in und durch den möglichen Selbstversuch. Das zentrale Thema lautet: Den (Seelen-) Arzt in sich selber entdecken und durch Laufen aus eigener Kraft für das erwünschte Wohlbefinden sorgen. Mit diesem Büchlein entfaltet Weber erstmals ein Gesamtbild seines Lauf-Universums. Unter den wissenschaftlichen Untersuchungen, die er dazu heranzieht, erfährt seine neue, in 1984 mit Hausfrauen durchgeführte Studie eine Hervorhebung.

→ Weber, A. (1987): Wohlbefinden und Streßerleben lassen sich durch Laufen günstig beeinflussen - Ergebnisse aus einer experimentellen Untersuchung zur Lauftherapie mit Hausfrauen. In: Deutscher Verband langlaufender Ärzte (Hrsg.): Ausdauersport - Erfahrungen und Probleme. Augsburg, S. 126-133

Weber, A. (1984): Laufrezepte. Bruchhausen-Vilsen: VolksSport-Verlag, 64 S., ISBN 3-924515-00-X

Sehr persönlich in der Ansprache ist der im „Ich", „Du" und „Wir" gehaltene Praxisratgeber, mit dem Weber seine Leser an die Hand nimmt und sicher zu den Zielen 15, 30 und 60 Minuten Laufen führen will. Im Mittelpunkt steht das von ihm methodisch ausgearbeitete und richtungsweisende Aufbauprogramm für Laufanfänger. Mit vielen nützlichen Tipps und Ratschlägen wie auch ermunternden Zeichnungen versehen, wird das Büchlein dem Anspruch des Untertitels vollauf gerecht: „Was dir die Sache mit dem Laufen erleichtert, wenn du anfängst oder mal in einer Krise steckst"

→ Weber, A. (1987): Trainingsprogramm für Lauf-Anfänger. (Reihe „Der Trainings-Begleiter") Oberhaching: sportinform (3 Faltstreifen in Klarsichthülle), ISBN 3-89284-302-3

→ Weber, A. (2000): Laufen für Wohlbefinden und Fitness. 10 einfache Handlungsanweisungen und Tipps zur Steigerung und Erhaltung der Motivation. Paderborn: Junfermann-Verlag: www.active-books.de

Weber, A. (1990): Laufen als Therapie. Paderborn: DLZ, 16 S., (2., überarb. Aufl.)

In diesem vom Deutschen Lauftherapiezentrum herausgegebenen Sonderheft beschreibt der Autor die Vorgeschichte und die Aufgaben des seinerzeit noch sehr jungen DLZ. Erstmals definiert er die Rolle des Lauftherapeuten und kündigt für 1991 den ersten Ausbildungskurs an. Die Kapitel im einzelnen: Persönliche Erfahrungen, Die Laufbewegung: Anstöße und Verunsicherungen, Wissenschaftlich gesicherte Befunde über die Wirkungen des Laufens, Wissenschaftliche Befunde über negative Auswirkungen des Laufens, Erkenntnisse aus eigenen experimentellen Studien, Bedingungen für erfolgreiche lauftherapeutische Arbeit, Pädagogische Probleme der Lauftherapie, Die Qualifikation des Lauftherapeuten, Zusammenfassung, Das Deutsche Lauftherapiezentrum und seine Aktivitäten.

→ Weber, A. (1999): Das Paderborner Modell der Lauftherapie. In: Weber, A. (Hrsg.): Hilf dir selbst: Laufe! Paderborn: Junfermann-Verlag, S. 13-53

→ Weber, A. (2009): Körperliches und seelisches Wohlbefinden und Lauftherapie. In: Linden, M. & Weig, W. (Hrsg.): Salutotherapie in Prävention und Rehabilitation. Köln: Deutscher Ärzte-Verlag, S. 149-159

Weber, A. - Hrsg. - (1990): Bewegung braucht der Mensch. Langsamer Dauerlauf als Vehikel für gesünderes Leben? Erkrath: Spiridon-Verlag, 120 S., ISBN 3-922011-19-5

Das Büchlein lässt 9 Mediziner, Pädagogen und Psychologen - unter ihnen Prof. Dr. Felix von Cube, Prof. Dr. Hans Eberspächer und Dr. Dieter Kleinmann - zu Wort kommen, die die anhaltende, in ungebrochener Stärke boomende Gesundheits- und Fitnesswelle aus kritischer Distanz beobachten. Sie halten sich mit Ratschlägen in Form allzu einfacher Rezepte zurück. Der gesundheitliche Stellenwert des langsamen Dauerlaufs wird gleichwohl klar erkennbar. Vom DLZ beschäftigt sich Weber mit der Frage „Wieviel Laufen ist gesund?", Dr. med. Richard Ammenwerth mit dem „Nutzen und Schaden des langsamen Dauerlaufes für den Bewegungsapparat" und Martin Krüger mit dem empirisch untersuchten seelischen Befinden von Marathonläufern. Von ihrer Teilnahme an einem der Weber'schen Lauf-Workshops berichtet Dr. Hildegard Steuri.

Weber, A. (Hrsg.) (1999): Hilf dir selbst: Laufe! Das Paderborner Modell der Lauftherapie und andere Konzepte für langfristig gesundes und erfolgreiches Laufen. Paderborn: Junfermann-Verlag, 352 S., ISBN 3-87387-408-3

Vom 17. bis 20. April 1997 veranstalteten Prof. Weber als wissenschaftlicher Leiter und das DLZ gemeinsam mit dem Medizinischen Zentrum für Gesundheit Bad Lippspringe GmbH das Symposium „Gesundheitsförderung durch Lauftherapie". 20 der dort gehaltenen Referate sind in diesem dicken und schweren Band enthalten. Symposium und Publikation hatten bzw. haben zum Ziel, nicht nur die Lauftherapie nach dem Kernverständnis des DLZ, sondern auch die engen Verbindungen und Vernetzungen der Lauftherapie mit Bereichen, die sich ergänzen und gegenseitig in der Wirksamkeit unterstützen, deutlich zu machen und möglichst konkret, anschaulich und eng an der Praxis orientiert, darzustellen. Das Buch ist in 4 Teile gegliedert: Konzepte zum gesundheitsorientierten Laufen, Laufen im Wandel der Zeit, Laufen unter zielorientierten Aspekten und Laufen unter regenerativen Aspekten. Für das DLZ erläutert Weber „Das Paderborner Modell der Lauftherapie" wie es umfassender bislang nie dargestellt worden ist (auf rund 40 Seiten), Jochen Grell zeigt mit „Hilf dir selbst: Laufe!", wie aus einem wackeligen Vorsatz eine feste Gewohnheit werden kann und Dr. Cora Weber mit „Frauen und Laufen - Wege zu einem besseren Körpergefühl". Weitere DLZ-Autoren und -themen sind: Dr. Richard Ammenwerth - „Indikationen zur Lauftherapie aus orthopädischer Sicht", Klaus Richter - „Gesundheit durch Laufen und Meditation", Dr. Arwed Bonnemann - „Verhaltensregulation durch Erfolgs- und Mißerfolgserleben bei Langläufern", Wolfgang W. Schüler - „Zur lauftherapeutischen Beeinflussung von Verhaltensstörungen bei Kindern und Jugendlichen", Franz Eppinger - „Praxis Lauftherapie: Gesundheitsförderung in der Arbeitswelt" und Achim Baur - „Laufen und somatische Erziehung".

Weber, A. & Schüler, W. W. (Hrsg.) (2005): Warum Cooper Aerobics erfand. 11 große Theoretiker der Lauf-Gesundheit. Regensburg: LAS-Verlag, 186 S., ISBN 3-89787-169-6

Unter Mitarbeit von Klaus Richter (DLZ) und Werner Sonntag portraitieren die Herausgeber 11 Wegbereiter des gesundheitsorientierten Laufens und der Lauftherapie: Dr. Ernst van Aaken, Dr. Kenneth H. Cooper (USA), Arthur Lydiard (NZL), Prof. Dr. John H. Greist (USA), Dr. Thaddeus L. Kostrubala (USA), George A. Sheehan (USA), Prof. Dr. Alexander Weber, Dr. Joan L. Ullyot (USA), Prof. Dr. Gerhard Uhlenbruck, Carl-Jürgen Diem und Dr. Dieter Kleinmann. Die breite Auswahl steht für die verschiedenen Richtungen und Aspekte des gesundheitsorientierten Laufens. Die zentralen Ideen, das Handeln und Wirken der einzelnen Personen werden so dargestellt, dass das Typische daran seinen Ausdruck findet. Zu Alexander Weber erhalten die Leser auf 18 Seiten einen chronologischen Überblick über die Stationen seines Schaffens. Im Anschluss kommt er selber zu Wort; er antwortet auf Fragen nach dem Warum und Wozu des Laufens. - Die Publikation ist beim Verlag auch als „e-book" erhältlich.

Weber, A. & DLZ (2007): Gesund ist der Mensch von unten nach oben! 20 Jahre Deutsches Lauftherapiezentrum (1988 - 2008). Bad Lippspringe: DLZ. DVD: Laufzeit 25 Minuten

---

Die anlässlich des 20jährigen Bestehens des Deutschen Lauftherapiezentrums produzierte DVD (siehe „Übersicht" in diesem Kapitel) vermittelt den lebendigsten und zugleich einen sehr nachhaltigen Eindruck von Anliegen, Personen und Aktivitäten des DLZ. Dies spiegelt sich in den einzelnen Film-Kapiteln wider: „Gesund ist der Mensch von unten nach oben!"; Laufen ist Ausdruck der Gesamtpersönlichkeit; Das Lehren lernen: Die Ausbildung im DLZ; „Der ganze Mensch": Systemische Lauftherapie; Austausch: Lernen in der Gruppe; Anstrengend, aufregend, anregend: Kompaktseminar in Dornumersiel; Praxis vor Ort: Laufkurse im DLZ; Domizil für Läufer: Das Gebäude; Erfolgsstory ... Erinnerungen. Der Film gibt Einblicke in Denken und Handeln am DLZ, beleuchtet die hiesige Praxis der Lauftherapie und der Ausbildung, lässt Dozenten und Absolventen zu Wort kommen und blickt auf zwei Jahrzehnte Vereinsgeschichte zurück.

Krüger, M. (1987): Der Paderborner Fragebogen zur Selbsteinschätzung (PFzS) als Meß- und Diagnoseinstrument – Eine Beschreibung des Inventars und Darstellung bisheriger Messungen bei ausgewählten Stichproben. Diplomarbeit am Fb Erziehungswissenschaft der Universität-Gesamthochschule Paderborn, 105 S. + Anhänge

---

Dieser Fragebogentest wurde von Weber entwickelt, an verschiedenen Zielgruppen erfolgreich erprobt und im Rahmen seiner Untersuchungen zur Lauftherapie mehrfach eingesetzt. Mittels 6 Skalen werden folgende persönlichkeitsrelevante Dimensionen erfasst: Depression, Angst, Psychosomatische Gesundheit, Stress, Coping und Wohlbefinden. Der Test, der Eingang in die Ausbildung der Lauftherapeuten gefunden hat, ist Gegenstand einer Analyse von Martin Krüger, seinerzeit studentischer Mitarbeiter von Weber.

→ Krüger, M. (1990): Laufen und seelisches Befinden. In: Weber, A. (Hrsg.): Bewegung braucht der Mensch. Erkrath: Spiridon-Verlag, S. 85-103, hier: S. 87-93

Grell, J. (1993): Eine Definition der Lauftherapie. In: DLZ-Rundschau, Ausgabe 10, S. 17-20

Jochen Grell greift die auf dem DLZ-Dozenten-Treffen am 17.04.1993 entwickelte, später leicht modifizierte Definition der Lauftherapie auf und „seziert" sie Satzteil für Satzteil, Begriff für Begriff. Auf mehreren Seiten erschließt er dem Leser, was sich hinter „unspezifische Therapie", „Ganzheitstherapie", „im organischen und psychischen Bereich", „präventiv als auch therapeutisch" und „Indikationen" verbirgt.

Richter, K. (1995): Das Behandlungsprogramm in der Lauftherapie. In: DLZ-Rundschau, Ausgabe 14, S. 25-30

Der Beitrag gibt den Vortrag von Klaus Richter auf dem 14. Sportärzte-Weiterbildungslehrgang des Sportärztebundes Rheinland-Pfalz e. V. 1994 in Lahnstein wieder. Der Autor spannt einen Bogen von der Bedingungsanalyse über die Grundlagen des Lauftherapieprogramms (DLZ) und der Körperhaltung hin zur Erhaltungsdosis und weiteren Maßnahmen und schließt mit den Erfahrungen der Laufbehandlung.

→ Richter, K. (2000): Aspekte der praktischen Lauftherapie. Vortrag zur Eröffnung von Kurs IX - Aus- und Weiterbildung zum Lauftherapeuten. In: DLZ-Rundschau, Ausgabe 23, S. 30-34

Bonnemann, A., Grell, J. & Richter, K. (Hrsg.) (2006): Laufen und Lauftherapie. Ein Lesebuch. Regensburg: LAS-Verlag, 226 S., ISBN-10: 3-89787-160-2

Im anlässlich des 15. Aus- und Weiterbildungskurses in Lauftherapie von drei DLZ-Dozenten herausgegebenen und Alexander Weber gewidmeten Buch finden sich zahlreiche Beiträge von langjährigen Weggefährten Webers, Dozenten-Kollegen, Freunden des DLZ, ausgewiesenen Kennern der Laufszene sowie Personen, die von Weber zum und in ihrem Laufen nachhaltig inspiriert wurden. Bewusst sollte Raum auch zur literarischen Auseinandersetzung sein. Entstanden ist „ein Lesebuch", das neben aller Fachlichkeit auch die Berührtheit der Verfasser mit zum Ausdruck bringt. Die Beiträge sind 4 Themenbereichen zugeordnet: Einleitung: Über Alexander Weber; Laufen als Therapie: Aus der Arbeit des DLZ; Denken und Forschen; Die persönliche Erfahrung. Aus der Reihe der Autoren seien neben der Herausgebern und Alexander Weber („Gesundheitsförderung durch Lauftherapie - der Weg zum Lauftherapeuten") die Professoren Dr. Reinhard Tausch, Dr. Ronald Lutz, Dr. Erhard Wiersing und Dr. Michael Hoeltzel genannt, aber auch Persönlichkeiten wie Carl-Jürgen Diem und Werner Sonntag. - Die Publikation ist beim Verlag auch als „e-book" erhältlich.

Wolfgang W. Schüler (Hrsg.) (2012): Laufende Begegnungen. Ein Lesebuch zum 75. Geburtstag von Prof. Dr. Alexander Weber. Berlin: Pro Business Verlag, 264 S., ISBN: 978-3-86386-239-8

---

10 langjährige DLZ-Dozenten - u. a. Jochen Grell, Martin Krüger und Klaus Richter - berichten über die Entstehung des DLZ und die Person Alexander Weber. Die Auseinandersetzung wird literarisch geführt. Die Erzählungen sind eingebunden in die jeweilige Lauf- und Lebensgeschichte der Autoren. Die einzelnen Kapitel: Das Deutsche Lauftherapiezentrum und wie es dazu kam. Annäherungen an die Person Alexander Weber, den Gründer des DLZ. Vier von Vierhundert, die am DLZ Lauftherapeuten wurden. Aus dem Unterricht am DLZ.

Ergänzende Schriften

Das DLZ hat sich zur Aufgabe gemacht, aussagekräftige Hausarbeiten von Absolventen der Lauftherapieausbildung in Form von Kurzbeiträgen in der DLZ-Rundschau vorzustellen. Dreimal wurden komplette Arbeiten herausgegeben, und zwar in Buchform. Sie erschienen als „Praxis-Reihe >Lauftherapie<“, Band 1 bis 3.

Eppinger, F. (1995): Lauftherapie - Gesundheitsförderung im Betrieb. (Praxis-Reihe >Lauftherapie<, Bd. 1; DLZ (Hrsg.)) Oberhaching: Gesundheits-Dialog Verlag, 106 S., ISBN 3-929732-18-1

An vier Fallstudien zeigt der Autor, wie Lauftherapie (DLZ) mit einer Gruppe von Betriebsangehörigen durchgeführt wurde und welche Veränderungen von Lebensgewohnheiten sich einstellten. Deutlich wird, dass die Lauftherapie Möglichkeiten bietet, beruflichem Alltagsstress wirksam zu begegnen.

→ Eppinger, F. (1999): Praxis Lauftherapie: Gesundheitsförderung in der Arbeitswelt. Fallbereicht und Leitfaden zur Umsetzung von Lauftherapie-Kursen im betrieblichen Rahmen. In: Weber, A. - Hrsg. -: Hilf dir selbst: Laufe! Paderborn: Junfermann-Verlag, S. 275-292

Richter, K. (1995): Meditation und Laufen. (Praxis-Reihe >Lauftherapie<, Bd. 2; DLZ (Hrsg.)) Oberhaching: Gesundheits-Dialog Verlag, 98 S., ISBN 3-929732-19-X

Die Arbeit versteht sich vornehmlich als Erfahrungsbericht, der zeigt, wie therapeutisches Laufen nach dem Konzept des DLZ und meditative Übungen sich gegenseitig sinnvoll ergänzen. Der Autor sieht in beiden Praxen Möglichkeiten, die Selbstheilungskräfte von Menschen zu aktivieren, deren Energiereserven in der modernen Leistungsgesellschaft aufgebraucht wurden.

→ Richter, K. (1999): Gesundheit durch Laufen und Meditation. In: Weber, A. - Hrsg. -: Hilf dir selbst: Laufe! Paderborn: Junfermann-Verlag, S. 224-242

Schüler, W. W. (1996): Lauftherapie bei verhaltensauffälligen Kindern und Jugendlichen. (Praxis-Reihe >Lauftherapie<, Bd. 3; DLZ (Hrsg.)) Oberhaching: Gesundheits-Dialog Verlag,192 S., ISBN 3-929732-37-8

Hier wird erstmalig ein umfassendes Konzept zur Lauftherapie bei Verhaltensstörungen im Kindes- und Jugendalter vorgestellt, das die pädagogischen und therapeutischen Ziele für verschiedene Indikationsbereiche formuliert. Dazu hat der Autor Forschungs- und Projektarbeiten mit laufenden Kindern und Jugendlichen aus verschiedenen Ländern gesichtet und aufbereitet.

→ Schüler, W. W. (1999): Zur lauftherapeutischen Beeinflussung von Verhaltensstörungen bei Kindern und Jugendlichen - aufgezeigt an US-amerikanischen Untersuchungen. In: Weber, A. - Hrsg. -: Hilf dir selbst: Laufe! Paderborn: Junfermann-Verlag, S. 264-274

→ Schüler, W. W. (1998): Lauftherapie mit Kindern und Jugendlichen. Plädoyer für ein offenes Praxiskonzept. In: DLZ-Rundschau, Ausg. 20, S. 2-8

Why Most Running Therapists are German

von Wolfgang W. Schüler (2013)

Textauszüge aus: Kostrubala, T. & Kostrubala, T. (2013): The Joy of Running 2: Paleoanalysis & Running Therapy. Santa Fe, NM: Ora Press, S. 171-179

Victor Hugo (1802 -1885) once said: "Nothing is stronger than an idea whose time has come." The French Poet knew what he was talking about. In 1789 the people of Paris had taken the Bastille by storm and issued a proclamation of basic human rights. History knows many examples of how ideas changed our understanding of the world and the world itself. We need to remember those momentous periods in history and observe their effects. [...]

Germany in 1988. At that time I was nearly 30 years old. I had been a runner since I was 9 years old and a marathoner since my 16th year. I had just conducted and scientifically evaluated a two-year running project at a children's home. My first publication was about to appear. And then I read about the foundation of the "Deutsches Lauftherapiezentrum (DLZ)", or the German Center for Running Therapy, inspired by the psychologist and professor Alexander Weber, Sc.D. I became excited and didn't feel alone any longer

As a qualified social worker with a degree in education I was much more interested in the psychic effects of running than in the physical ones. In the past, whenever the health impact of slow endurance running was discussed in Germany, this was almost always with regard to cardiac rehabilitation and the prevention of cardiovascular diseases. Sports medicine research conducted by Prof. Wildor Hollmann, M.D. (former president and current honorary president of the International Federation of Sports Medicine) and the medical studies on running by Ernst van Aaken, M.D. ("the running doctor") were the best references. Still, the psychologically effective aspect of running was obscure to scholars for a comparatively long period of time. [...]

In the late 70's Dr. Weber conducted surveys in Germany of fun run participants and in so called field experiments, he compared running and non running test subjects of different backgrounds – students, housewives, working women, working men, senior citizens, psychosomatics and alcoholics. He found that after running, runners felt less despondent and less depressed, more vital and more productive, and healthier overall; they were more resistant to stress, less frequently ill and in a better emotional state. The same could not be said of those who did not actively engage in sports activities; as expected, their initial values remained almost unchanged. [...]

In order to utilize, disseminate and further develop the knowledge gained in practice, Prof. Weber, together with physicians, psychologists and teachers, founded the German Center for Running Therapy in 1988. Its objectives included:

- Making the prophylactic and therapeutic opportunities offered by running accessible to the public (implementing running therapy courses that were open to the public);

- Systematically reviewing the prophylactic and therapeutic opportunities (scientific accompaniment of the courses / measurement of the results);

- Communicating these opportunities to various medical and social professions (training of running therapists); and

- Making the opportunities better known among specialists and the general public (through publications, interviews, lectures, seminars and conferences).

Whereas Weber and co-workers were able to draw upon the tried-and-true models from studies undertaken to date when implementing their courses on running (treatment plan incorporating running, study inventory), they had to do a considerable amount of development work with regard to the training of running therapists: establishing the training guidelines, defining the programs, putting together an (interdisciplinary) team of instructors and making the examination regulations. This was accomplished three years later, in 1991, and so the first training course was launched.

The core of the theory and practice is the running plan that has been methodically developed by Weber, which is based on time units instead of distance units. Distances tend to lead runners to run faster, according to the motto of "let's get this over with as quickly as possible", while minutes remain the same regardless of the speed. And so the minutes of running and walking alternate at a certain ratio, and with increased practice, the running phases get longer and the walking phases get shorter and fewer. Thus, the body (cardiovascular system and locomotor system) has enough time to adapt; performance is built up step by step in a stress-free manner. This is an essential prerequisite for achieving the desired positive effects and perceptions. [...]

Running is rounded off by strengthening and stretching exercises, individual guidance and group discussions. In the standard form, this can be adapted depending on the person's needs and objectives. The beginning runner is able to run for 30 minutes at a time after twelve weeks. Participation in an advanced course is possible.

According to the understanding of the German Center for Running Therapy, running therapy is "a holistic, non-specific route to prophylaxis and the treatment of physical and psychological impairments." Those wishing to become multipliers and who decide to attend a program for running therapists, will undergo training that lasts eighteen months; the course is held for one weekend once a month at Bad Lippspringe, thus allowing participants to work in their regular jobs. The course has both practical and theoretical units of content (observing therapists and attending classes on running training, medicine, physiotherapy, psychology, education, etc.) and ends with a written paper and an oral examination.

To date, more than 400 persons from all parts of Germany, as well as some from Austria and Switzerland, have been trained since 1991. [...]

All practicing therapists have a lobbyist with the "Verband der Lauftherapeuten (VDL)", or Association of Running Therapists, which has its agency in Nürnberg. It supports its German speaking members in their work, combines theory and practice and develops, promotes and ensures quality standards. The Association is also involved in health policy to establish running therapy as a leading method of individual, regional and company health promotion. The association has existed since 1994. [...]

The table is set. One finds numerous offers, nationwide. There are trained persons that have created an additional business next to their main professions. They give running therapy courses, especially running for health courses by their own or as a freelancer for educational, sport, and social-therapeutical institutions. Others blend their running therapy skills into their professional work, at their workplace, and extend the treatment approaches there - in clinics, rehab hospitals, penal and youth institutions. Somc have founded running schools.

As for me, I underwent the training to be a Running Therapist at the German Center for Running Therapy from 1993 to 1994. Since 1995 I have been an instructor there of Running Therapy with children and adolescents. For 10 years I have been running with children with behavioral disorders. Now, because of reasons of time, I exclusively deal with connectional and scientific aspects of Running Therapy in general. Five Running Therapy books that I have written describe these activities. I am a founding member of the Association of Running Therapists and its delegate for international contact.

There are runners in other countries of Europe interested in Running Therapy. Some of them ask for helpful literature, some express their desire to also have a training center close to them. They manifest their interest to undergo training to become a Running Therapist. In their countries Running Therapy has not been as well developed as it has been in Germany. [...]

Wo die Lauftherapie zu Hause ist - Deutsches Lauftherapiezentrum, 25 Jahre alt

Festvortrag anlässlich der Jubiläumsfeier des DLZ am 15. Juni 2013

von Wolfgang W. Schüler (2013)

aus: DLZ-Rundschau, 25. Jg., 2013/14, H. 49/50, S. 22-25

Mit Ideen und Anliegen ist es wie mit den Menschen: Haben sie kein Zuhause, drohen ihre Spuren sich rasch zu verlieren. Sollen sie zudem nachhaltig wirken, gar nächste Generationen erreichen können, muss ihr Zuhause auch mehr als nur in Leichtbauweise errichtet sein. Dazu bedarf es der Institutionalisierung.

So mancher Vorsatz wurde schon auf Sand gebaut und damit in den Sand gesetzt. Bekanntlich müssen Untergrund und Fundament tragen. Ob sie es tun, hat sich zu erweisen, zeigt der Test der Zeit.

Wenn wir vom Deutschen Lauftherapiezentrum sprechen, reden wir von einem erfolgreichen Prüfling. Das Institut vermag nicht nur auf 25 Jahre seines Bestehens zurückzublicken, sondern auf Jahre innovativer Entwicklungen. Weiterentwicklungen jener Ideen und Ansätze, mit denen es 1988 angetreten war und die bis heute ihre Gültigkeit bewahrt haben. Ansätze und Strategien, die ihren Widerhall fanden und finden. Und so gibt es für ein Institut nichts Schöneres als feststellen zu können, dass die intendierten Effekte eintraten. Dass sowohl der einzelne Mensch erreicht als auch in die Fachöffentlichkeit, ja, in die Gesellschaft hinein gewirkt wird - ob in Form konkreter Hilfe, der Handreichung oder des Diskurses.

Oscar Wilde warf einmal ein: „Persönlichkeiten, nicht Prinzipien, bringen die Zeit in Bewegung." Vom Deutschen Lauftherapiezentrum zu reden, heißt natürlich, zuvorderst von Prof. Dr. Alexander Weber zu reden. Er hat nicht nur aufs richtige Pferd gesetzt, nämlich auf seine Lauftherapie, nicht nur den richtigen Sattel gewählt, sprich das DLZ, sondern sich auch als um- und weitsichtiger Reiter erwiesen. Es sei daran erinnert: Ausgetretene lauftherapeutische Pfade, gar Wege, gab es vor ihm noch nicht.

Insofern heißt, sich mit der Geschichte des DLZ zu beschäftigen, immer auch, dessen Vorgeschichte mit in den Blick zu nehmen und damit die Geschichte seines Protagonisten. 25 Jahre Deutsches Lauftherapiezentrum bedeuten, diese

Geschichte nicht nur erzählen zu dürfen, nein, sie erzählen zu müssen. Doch wie erzählt man Geschichte, um nicht Geschichten zu erzählen? Auf Erkenntnis suchende, die DLZ-Chronik nicht nur auf einzelne Ereignisse, sondern auf Ereigniszusammenhänge befragende Weise. Was drückt sich in ihnen aus, was bildet sich qualitativ ab? Was ist das Typische, das Besondere?

Ich möchte als Kompass zwei Fragen wählen. Zunächst jene nach der Entwicklung in einem engeren, d. h. im personal-institutionalen Sinne, dann die nach der Entwicklung in einem erweiterten, übergreifenden Sinne.

Zur personal-instituationalen Entwicklung

Was hat zur Gründung des DLZ geführt? - Erkenntnis, Überzeugung und Zielstrebigkeit. „Nichts ist stärker als eine Idee, deren Zeit gekommen ist", meinte Victor Hugo. So muss es gewesen sein; so kann die Entwicklung verstanden werden. Eine Entwicklung, die vom Laufen im Selbstversuch zur Lauftherapieforschung führte und über sie zur lauftherapeutischen Praxis und deren Vermittlung. Das ist sozusagen die Kurz-kurz-Version - alles in einen Satz gepackt. Ich möchte zur Kurz-Version ausholen.

Lassen Sie mich dazu 45 Jahre zurückgehen, ins Jahr 1968. Da hatte Alexander Weber ein Schlüsselerlebnis. Jenes, die eigene Gesundheit durch langsames Dauerlaufen wiedererlangt zu haben. Und zu erfahren, dass das, was so weitreichend und nachhaltig wirkte, sich keinesfalls als bittere Medizin erwies.

Manch Anderer, dem er begegnete, wusste ebenfalls von intensiven Lauferfahrungen zu berichten, davon, aus eigener Kraft Lebenskrisen durchlaufen zu haben. Das bestärkte in der Annahme: Durch Laufen können Prozesse der Selbsttherapie in Gang gesetzt werden. Erstmals verwendete er - es war 1975 - den Begriff „Lauftherapie".

Was er an sich selbst beobachtet und von anderen erfahren hatte, sollte genauer erforscht und - wenn möglich - auf breitere, objektive Beine der Erkenntnis gestellt werden. Die 1979 / 1980 durchgeführte Befragung von Volkslaufteilnehmern erlaubte fundierte Einblicke in deren Laufmotive. Resümee: Die große Mehrheit der Untersuchten zieht aus dem Laufen einen nicht gering zu schätzenden persönlichen Gewinn für sinnerfülltes Leben.

Ein weiterführender Gedanke drängte sich auf: Wenn Laufen als Selbsttherapie wirksam werden konnte, musste es auch als gezielte, als professionelle Methode zur Behandlung körperlicher und seelischer Beeinträchtigungen nutzbar sein. Ermutigt durch erste, optimistisch stimmende Untersuchungen in den USA und in Kanada führte er 1983 ein Forschungsprojekt an einer Suchtklinik durch und konnte nachweisen: Patienten, die laufen, profitieren bedeutsam mehr im Vergleich zu jenen, die nur herkömmlich behandelt werden.

Die Klinik-Untersuchung war nicht nur vom Ergebnis her weiterer Ansporn. Mit dem konzipierten „Paderborner Modell der Lauftherapie“ und dem geschaffenen Untersuchungsinventar, dem „Paderborner Fragebogen zur Selbsteinschätzung“, standen richtungweisende Verfahren der Therapie und der Erfolgskontrolle zur Verfügung.

Mit ihnen wurden ab 1984 Untersuchungen zu weiteren Zielgruppen durchgeführt: zu Hausfrauen, berufstätigen Männern, berufstätigen Frauen, Psychosomatikern. In den Ergebnissen fand sich weitgehende Übereinstimmung: Die Teilnehmer fühlten sich nach der Laufbehandlung vitaler, leistungsfähiger, im Ganzen gesünder; sie waren weniger häufig krank und in besserer seelischer Verfassung.

Die Wissensbasis war gelegt. Jetzt ging es um die Verbreitung dieses Wissens. Es folgte der Aufruf zur Vereinsgründung. So entstand 1988 das „Zentrum für Lauftherapie“, wie der Verein sich zunächst nannte. Anfangs wurde alles noch von der Universität-Gesamthochschule Paderborn aus organisiert: die regionalen Lauftherapiekurse für jedermann, die bundesweite Öffentlichkeitsarbeit und manches mehr. Vor allem sollte die Idee der praktischen Lauftherapie nicht auf den Raum Paderborn beschränkt bleiben.

1991 erging der Startschuss für die Ausbildung zum Lauftherapeuten. Dazu waren Ausbildungsrichtlinien und eine Prüfungsordnung erarbeitet und ein interdisziplinäres Dozententeam einberufen worden. Dr. Richard Ammenwerth erinnert sich an die allererste Vorstandssitzung 1988: „leicht ungläubiges Staunen“ bei den Anwesenden. „Das hatten wir alle noch nicht richtig verstanden, es kam zu Nachfragen. Ausbildung? Zum Lauftherapeuten?“ Worum sollte es in dieser Ausbildung gehen? Antwort: Um Einsichten und Kenntnisse, Fähigkeiten und Methoden, die die Auszubildenden zu verantwortlichem lauftherapeutischem Handeln befähigten.

1993 beheimatete sich das DLZ neu, hier in Bad Lippspringe, hier „an der Jordanquelle“, und hatte fortan sein eigenes Domizil. Mit dem Medizinischen Zentrum für Gesundheit (MZG) veranstaltete das DLZ 1997 das mehrtägige Bad Lippspringer Symposium „Gesundheitsförderung durch Lauftherapie“ und stellte die Ergebnisse seiner Arbeit in Theorie und Praxis dar.

Und immer schritt die Entwicklung noch ein gutes Stück voran und entfaltete eine breitere fachliche Systematik. So wurde 2005 auf der Grundlage eines neuerlichen Forschungsprojektes, genannt „Systemische Lauftherapie in drei

Stufen", das bisherige Lauftherapieprogramm um Bereiche erweitert, die eine Verhaltensänderung in Richtung einer Optimierung des Lebensstils erleichtern. Praktischer Ausgangspunkt des ganzheitlichen Ansatzes ist und bleibt das bisherige „Paderborner Modell der Lauftherapie", von dem aus nun aber ergänzende angeleitete Gesundheitsschritte unternommen werden können. Neu im Ausbildungsprogramm fand sich auch die Fortbildung zum „Laufgruppenleiter", die erfolgreich durchgeführt wurde und sich inzwischen etabliert hat.

2007 wurde ein Entwurf zur Ausbildung von „Laufpädagogen" formuliert, die das neue Konzept eines 3-stufigen Ausbildungssystems - Laufgruppenleiter, Laufpädagoge, Lauftherapeut - beschloss. Ein Jahr später erfolgte die Umsetzung. Aus den in Dauer und Tiefe differierenden Ausbildungen können Interessierte auswählen - nach dem, was für sie und ihre Praxis das Bestpassende ist. Da das System auf Durchlässigkeit hin angelegt wurde, kann auf Wunsch auch aufgestockt werden und eine kürzere Ausbildung auf eine längere angerechnet werden.

Was lässt sich an all dem ablesen? Ich meine dreierlei:

Erstens, eine erstaunliche Konsequenz und Geradlinigkeit des Denkens und Handelns. Kein Entwicklungsschritt, kein geschaffener Baustein, der nicht in einem späteren höheren mit aufgegangen wäre, der den weiteren Fortgang nicht unterfüttert hätte.

Zweitens, die vollzogenen Entwicklungen waren geleitet von sicherem Gespür und führten zum Erfolg. In 25 Jahren seines Bestehens wurden am DLZ über 400 Lauftherapie-Kurse durchgeführt. An ihnen nahmen mehr als 4000 Personen teil - vom 13- bis 71jährigen. Im selben Zeitraum wurden über 400 Lauftherapeuten ausgebildet. Zählt man die zertifizierten Laufgruppenleiter und Laufpädagogen hinzu, kommt man auf eine Gesamtzahl von über 500 Ausgebildeten. Mit ihnen potenziert sich bundesweit die Zahl der gesundheitsorientierten Laufangebote und -teilnehmer in erheblicher Weise.

Last but not least, und hier gibt es kein Verkennen: Öffentlich glaubwürdig wurde die Lauftherapie durch die Glaubwürdigkeit der Person und den fachlichen Ruf des Alexander Weber. Er aber war weitsichtig genug, seine Lauftherapie aus der Personalisierung zu lösen und in den Kontext Zukunft sichernder Institutionalisierung zu stellen.

Zur Entwicklung im übergreifenden Sinne

Hier geht es um die Frage der gesellschaftlichen Reichweite des DLZ, um seine Positionierung innerhalb und seine Wirkung auf bestimmte Felder öffentlichen Lebens und fachöffentlicher Praxis.

Wir erinnern uns: Wenn in der Vergangenheit von der Gesundheitswirkung des langsamen Dauerlaufens gesprochen wurde, dann geschah dies fast immer im Hinblick auf die Prävention und Rehabilitation von Herz-Kreislauf-Erkrankungen. Dafür waren hierzulande die laufmedizinischen Untersuchungen von Dr. med. Ernst van Aaken und die sportmedizinische Forschung von Prof. Dr. med. Wildor Hollmann beste Referenz. Die seelisch wirksame Seite des Laufens dagegen lag lange im wissenschaftlichen Dunkel. Bis Alexander Weber sich systematisch Gedanken über die Wohlfühl-Wirkungen und psychotherapeutischen Möglichkeiten des Laufens machte. Er und das DLZ haben diese Möglichkeiten ins öffentliche Bewusstsein gerückt, sie hoffähig und damit nutzbar gemacht. Und stets berücksichtigt, dass Körper und Psyche zwei Seiten einer Medaille sind - die der Gesundheit. Vielleicht, wenn das Herz des Psychologen manchmal stärker geschlagen haben sollte, ja, vielleicht kann man es dann mit Platon halten, der vor 2400 Jahren sagte: „Wenn Kopf und Körper gesund sein sollen, muss zuerst die Seele geheilt werden."

Sozialpolitisch lag das DLZ mit der Lauftherapeutenausbildung „im Trend der Forderung des Gesundheitsreformgesetzes, die Prävention zu fördern", wie Bruno Blum, der Präsident des Verbandes Physikalische Therapie, es in einem Grußwort zum Ausbildungsstart 1991 formulierte. Auf den großen Tag der Gesundheitspolitik hat das DLZ nie gewartet. Es hat einfach mit der Präventionsarbeit begonnen, von unten, in Eigeninitiative. Wissend, dass es besser ist, Prävention leisten zu können als dass irgendwann, irgendwo einmal Therapie geleistet werden muss. Und dass es besser ist, Befindlichkeitsstörungen auf dem natürlichen Wege der Bewegung zu therapieren als durch Medikamente. Zweifelsohne hat die Arbeit des DLZ - in ihrer unmittelbaren und multiplikatorischen Ausrichtung - mit dafür gesorgt, dass potenzielle Kosten von den Krankenkassen ferngehalten wurden.

„Praktiken der Prävention sind eine grundlegende Sozial- und Kulturtechnik der Moderne" (Martin Lengwiler & Jeannette Madarász). Und die Lauftherapie DLZ ist eine starke, nachhaltige Kraft im Feld dieser Prävention. Dabei hat sie sich stets der Seite der Selbstprävention, der gesundheitlichen Selbstfürsorge verpflichtet gesehen: „Übernimm Eigenverantwortung für deine Gesundheit! Überlasse deine Gesundheit nicht den Reparaturdiensten! Entdecke den Seelenarzt in dir selbst und sorge aus eigener Kraft für dein Wohlergehen!" Das ist das Motto der Lauftherapiekurse DLZ, die die Teilnehmer letztlich auf das eigenständige, gesundheitsorientierte Laufen vorbereiten, Hilfe zur Selbsthilfe leisten.

Die Art und Weise, wie dies geschieht, weist der Lauftherapie DLZ innerhalb der Laufbewegung einen bedeutenden Platz zu. Einige der dort vorangetriebenen Entwicklungen wurden mit dem Gesundheitsmotiv beworben. Die Volkslaufbewegung beispielsweise, in der de facto Gesundheitsversprechen und Wettkampfverlockung eng beieinander stehen. Oder die Lauftreffbewegung, innerhalb der sich manche Lauftreffs zu Renntreffs entwickelten. Das wird hier nicht kritisiert, nur konstatiert. Man sollte bloß wissen: Gesundheitlich auf der wirklich sicheren Seite sein zu wollen, legt nahe, die Lauftherapie zu wählen – denn Lauftherapeuten sind hoch qualifizierte Anleiter und Begleiter im Dienste der Gesundheit.

Noch nie war der Tisch so reich gedeckt wie zurzeit; es gibt zahlreiche Angebote, bundesweit. Da sind jene hier Ausgebildeten, die sich neben dem Beruf ein zweites Standbein, eine Nebentätigkeit geschaffen haben. Sie bieten Lauftherapie- bzw. Gesundheitslaufkurse in eigener Regie an bzw. treten als freie Mitarbeiter in den Dienst von Bildungs-, Sport- und sozialtherapeutischen Einrichtungen. Andere bringen ihr Laufangebot innerhalb ihrer Berufstätigkeit an ihrem Arbeitsplatz ein und sorgen in medizinisch-therapeutischen Praxen, in Kliniken, Reha-Zentren und Heimen für eine Erweiterung der dortigen Behandlungsrahmen. Einige gründen Laufschulen und loten ihre Möglichkeiten eines beruflichen Umstiegs aus; die ersten haben ihn vollzogen. Für sie hat sich auf der institutionellen Ebene ein weiterer Akteur etabliert, der „Verband der Lauftherapeuten (VDL)". Hier das Ausbildungsinstitut, dort der Interessenverband der Ausgebildeten. Ihr beider Wachsen, ihr arbeitsteiliges Wirken und ihre Partnerschaft sind Abbild einer lauftherapeutischen Bewegung, wie sie stärker nie war.

Alles zusammen hat dazu geführt, dass das Wort „Lauftherapie" in Öffentlichkeit und Fachöffentlichkeit kein Fremdwort mehr ist. Und es fällt auf, dass das DLZ in seinen Aktivitäten und Wirkungen deutlich wahrgenommen wird, auch international. Kursanten aus Österreich und der Schweiz haben hier ihre Ausbildung zum Lauftherapeuten gemacht. Aus dem anderssprachigen Europa kursieren erste Anfragen beim VDL, ob die Ausbildung vielleicht auch in englischer Sprache angeboten werde.

Zu guter Letzt

Wie weit das Licht auch strahlt – in den 20 Jahren, in denen ich Mitglied des Deutschen Lauftherapiezentrums bin, habe ich es immer so erlebt: Alexander Weber und das DLZ sind stets bescheiden aufgetreten. Sie haben eher weniger als zu viel versprochen, eher weniger als zu viel Werbung für die eigene Sache gemacht. Plakative Vereinfachung oder Überzeichnung waren ihnen stets fremd. Immer ging es um gesicherte Erkenntnisse der Laufforschung. Marktgeschrei war hier nie zu hören. Es gab kein Hinterherrennen hinter Moden, keine finanziellen Gewinnambitionen. Alles war unaufgeregt zielstrebig und abgeklärt ambitioniert, im Ganzen wohltuend Werte-konservativ. Das vermag die allgemeine und dauerhafte Anerkennung des DLZ zu erklären.

Auch in Zukunft wird dem Deutschen Lauftherapiezentrum die Arbeit nicht ausgehen. Nach Aussagen der Deutschen Gesellschaft für Sportmedizin und Prävention sind nur 13 Prozent der Erwachsenen „ausreichend körperlich aktiv. Der übrige Teil erhöht durch fehlende Bewegung das Risiko des Auftretens von Beschwerden und Erkrankungen." Insofern: Es gibt weiterhin viel zu tun. Auch in Zukunft wird Alexander Webers Botschaft zu verbreiten sein: „Gesund ist der Mensch von unten nach oben."

Doch lassen Sie mich zum Abschluss das Rad der Zeit noch einmal um 25 Jahre zurückdrehen. Bitte stellen Sie sich folgende fiktive bundesweite Stellenausschreibung vor:

„Gesucht wird eine Person, die der Lauftherapie ein Zuhause gibt. Anforderungsprofil:

- Sie muss ein erfahrener, gesundheitsbewusster Läufer sein,
- promovierter Mediziner oder Psychologe
- mit umfassender Kenntnis der bisherigen Ansätze der Lauftherapiepraxis und -forschung.
- Sie soll durch eigene Untersuchungen einen substanziellen Beitrag zur Fundierung der Lauftherapie geleistet haben,
- in der Lage sein, Strategien zu ihrer Verbreitung in Lehre und Praxis zu entwickeln und umzusetzen und
- Organisationsgeschick im Aufbau und Leiten eines Instituts besitzen.
- Die Berufung erfolgt auf ideeller Basis;
- die finanziellen Grundlagen allen Wirkens sind selbst zu erschließen."

Was meinen Sie, wie viele Personen die genannten Anforderungen hätten erfüllen wollen oder können?

Dank und Anerkennung dir, lieber Alexander! Und „happy birthday!" dir, DLZ! Vor allem: Weiter so!

Jubiläum eines Klassikers: 25 Jahre Ausbildung in Lauftherapie (DLZ)

von Klaus Richter & Wolfgang W. Schüler (2014)

aus: http://www.laufreport.de/training/dlz25/dlz25.htm (eingestellt am 07.12.2014)

Jubiläen sind Haltepunkte im Leben des einzelnen Menschen, aber auch im „Lebenslauf" von Organisationen. Das erste deutsche Institut zur Ausbildung von LauftherapeutInnen, das von Prof. Dr. Alexander Weber gegründete Deutsche Lauftherapiezentrum (DLZ) in Bad Lippspringe bei Paderborn, sieht einem solchen Jubiläum entgegen. Am 17. April 2015 startet der 25. Kurs zur Aus- und Weiterbildung von LauftherapeutInnen - Grund, in der Vorschau auf dieses Ereignis das Anliegen des Instituts darzustellen.

Vom „Bewegungsmuffel" zum „moderaten Läufer"

Männer und Frauen, die an einem Lauftherapiekurs teilnehmen möchten, haben dafür ganz unterschiedliche Motivationen. Oft ist es das schlechte Gewissen, das sie treibt: „Ich müsste eigentlich endlich etwas mehr für meine Gesundheit tun." Das ist die wackelige Ausgangslage, die LauftherapeutInnen in der Regel vorfinden. Ihre Aufgabe ist es, aus dem konjunktivischen „ich müsste eigentlich" ein „ich werde", aus dem „endlich" ein „jetzt" zu machen und das „etwas", das zu tun ist, zu präzisieren durch das Laufbehandlungsprogramm des Deutschen Lauftherapiezentrums. Ziel der Therapie ist - ganz allgemein gesprochen - eine Veränderung des Lebensstils: aus dem „Bewegungsmuffel" soll ein „moderater Läufer" werden. Die „dosierte" Laufbewegung soll zum wirkungsvollen Medikament werden, das Heilung ermöglicht. Damit dieser Prozess gelingen kann, bedarf es der Hilfe von außen, der Unterstützung von speziell ausgebildeten TherapeutInnen. Inzwischen sind es mehr als 500 Frauen und Männer, die seit 1991 eine entsprechende Ausbildung am DLZ erfolgreich abgeschlossen haben.

Wer kann LauftherapeutIn werden?

Zu den Zulassungsbedingen gehört - neben der eigenen Lauferfahrung von mindestens zwei Jahren und der nachgewiesenen Teilnahme an Laufveranstaltungen - eine abgeschlossene Ausbildung in einem psychosozialen Beruf. Dazu zählen Berufsgruppen wie PsychologInnen, ÄrztInnen, PädagogInnen, ErzieherInnen, SozialarbeiterInnen, PhysiotherapeutInnen u. a. In den Richtlinien heißt es ferner, dass zur Ausbildung auch Frauen und Männer zugelassen werden können, die keine Ausbildung in einem psychosozialen Beruf haben, aber über einschlägige Erfahrungen in der Ausübung psychosozialer Arbeit verfügen. Die endgültige Zulassung wird in einem Vorstellungs- bzw. Aufnahmegespräch geklärt, das Prof. Dr. Alexander Weber als Leiter der Ausbildung und des Instituts mit der BewerberIn führt.

Wer angenommen wird, beginnt eine 18monatige Ausbildung, die berufsbegleitend erfolgt. Die Abschlussprüfung besteht aus einer praxisbezogenen Projektarbeit zu einem lauftherapeutisch relevanten Thema und einer mündlichen Prüfung von 45 Minuten in drei Fächern. In der Ausbildung ist das Verhältnis von Theorie und Praxis ausgewogen. Alexander Weber spricht in diesem Zusammenhang von „theoriegeleitetem Handeln". Im Zweifelsfalle gilt: „Es gibt nichts Praktischeres als eine gute Theorie" (I. Kant).

Ziel ist, dem zukünftigen Lauftherapeuten von Ausbildungsseite bestmögliche Startbedingungen zu bieten. Die gelegentlich an das DLZ herangetragene Frage nach Kurz- bzw. Schnellausbildungen, wie sie sich im Sport-/Gesundheitsbereich zunehmend etablieren, vertragen sich mit dem Qualitätsanspruch des Deutschen Lauftherapiezentrums nicht. Nicht umsonst ist das Kürzel DLZ im Gesundheitssektor nicht bloß ein Marken-, sondern ein Gütezeichen.

Ausgewählte Aspekte der Lauftherapie nach dem Paderborner Modell

Lauftherapie nach dem Paderborner Modell/DLZ nimmt Befindlichkeitsstörungen und Krankheiten in den Blick, betrachtet diese jedoch nicht nur pathogenetisch (Entstehung und Verlauf einer Krankheit) oder ätiologisch (Ursache einer Krankheit). Dergleichen würde zu kurz greifen. Für lauftherapeutische Interventionen eignet sich vielmehr das von Aaron Antonovski entwickelte Konzept der Salutogenese (Ursachen von Gesundheit). In einem holistischen (ganzheitlichen) Verständnis von Therapie, wie es vom Deutschen Lauftherapiezentrum vertreten wird, macht es Sinn, bei den gesunden körperlichen und seelischen Anteilen des Menschen anzusetzen.

Der Titel des DLZ-Buches „Lauftherapie nach dem Paderborner Modell - ein Königsweg zur Selbsthilfe" (2013) macht deutlich, dass therapeutische Hilfe als „Hilfe zur Selbsthilfe" verstanden wird. Im Verlauf der Lauftherapie soll der Teilnehmer erfahren, dass die Quelle der Heilung in ihm selbst zu finden ist. Der Heilungsprozess beginnt, wenn der Klient bereit ist, sich auf seine eigenen Möglichkeiten einzulassen. Webers' Credo: „Den (Seelen-) Arzt in sich selber entdecken und durch die Körperarbeit Laufen aus eigener Kraft für das erwünschte Wohlbefinden sorgen."

Diese Leitidee „selbstverantworteter Gesundheitsvorsorge" war maßgeblich für ein von Alexander Weber und seinen Mitarbeitern durchgeführtes Forschungsprojekt „Systemische Lauftherapie", dessen Elemente heute Bestandteil der Ausbildung sind. Dabei geht es im Wesentlichen um folgende Verhaltensänderung

- sich mehr bewegen
- sich gesünder ernähren
- stabile soziale Beziehungen aufbauen
- auf den Körper und seine Botschaften aufmerksam werden.

Wo dies zur Gesundung nicht reicht, wird weitergehende ärztliche oder psychotherapeutische Hilfe empfohlen.

Aufgaben der LauftherapeutInnen

Der Lauftherapeut ist der Agent, der im dynamischen Prozess der Lauftherapie Wege zu einem neuen Lebensstil aufzeigt. Er ist nicht der Trainer, der am Rande des Geschehens mit Stoppuhr und Megaphon steht und gelegentlich mit Anweisungen eingreift. Er führt die Gruppe und ist zugleich, und das nicht nur im soziologischen Sinn, „teilnehmender Beobachter". Als solcher nimmt er im therapeutisch-mitfühlenden Sinn Anteil am einzelnen Klienten. Seine Aufgabe besteht darin, die eigene positive Erfahrung mit dem Laufen so zu vermitteln, dass seine Klienten bereit werden, sich selbst auf diese Erfahrung einzulassen.

Der Lauftherapeut behält das Ziel des Kurses im Auge. Die Teilnehmer sollen nach zwölf Wochen mit je zwei Übungsabenden in der Lage sein, 30 Minuten im langsamen Tempo zu laufen. Für das Lauftempo gilt immer: g-a-n-z l-a-n-g-s-a-m. Das heißt mit anderen Worten: therapeutisches Laufen findet immer im aeroben Bereich statt, weil nur hier die positiven Wirkungen auf das körperliche und seelische Befinden zuverlässig erreicht werden können. Als Indiz für die richtige Laufintensität gilt die regelmäßige Atmung.

Richtiges langsames Laufen lernen die Lauftherapeuten in ihrer Ausbildung im Kompaktseminar. Zunächst üben sie das langsame Gehen im Kontext des Achtsamkeitstrainings. Dann lernen sie praktisch das Tempo im Anfängerkurs kennen. In den Abschlussläufen müssen sie ihr Zeitgefühl unter Beweis stellen. Sie geben an (Predictive Run), in welcher Zeit sie eine bestimmte Distanz absolvieren wollen, und erfahren, ob sie das Zeitziel erreicht haben oder nicht.

Der Lauftherapeut vermittelt seinen Klienten, dass in der Lauftherapie zwar auch eine kontinuierliche Leistung erbracht wird, diese aber nichts mit Ehrgeiz, Konkurrenz, Atemlosigkeit und Erschöpfung zu tun hat. Der Klient soll sich am

Ende seiner Laufübung gestärkt und erfrischt fühlen. Seine Leistung besteht dauerhaft wesentlich in der „Treue" zur „regelmäßigen Übung".

Fazit der Ausgebildeten

Dass die Ausbildung zum Lauftherapeuten (DLZ) hoch bewertet wird, verdeutlicht zum einen die kontinuierliche Nachfrage. Zum anderen lässt es sich an den Rückmeldungen von Absolventen bei Kursende ablesen. Nachfolgend einige Stimmen:

„Für 18 Monate nach Bad Lippspringe zu kommen, erschien mir anfangs als große Herausforderung. Nun erscheint es mir als die noch größere Herausforderung, hierauf verzichten zu müssen. Kurswochenenden waren nicht gleich Schulwochenenden - es war ein Ausstieg aus meinem üblichen Tagesablauf, ein Einstieg in die Welt des Denkens, wie Leben auch funktionieren kann, ein Zusammensein mit tollen, interessanten und vielsagenden Menschen. Ich habe jede Sekunde im DLZ und in Bad Lippspringe genossen."

„Es war immer wieder erstaunlich für mich, wie gut wir uns untereinander verstanden haben, wie kompetent die einzelnen Dozenten waren und mit wie viel Engagement der Unterricht vorbereitet und rübergebracht wurde. Auf meinem ganz persönlichen Weg hat mich das Gehörte und zuhause Verinnerlichte ein erhebliches Stück vorangebracht."

„Im Kurs sind sich Menschen begegnet mit einer Leidenschaft und einer Idee [...] Das DLZ hat uns den Rahmen gegeben, die Dozenten viele Inspirationen".

„Dem interdisziplinären Dozententeam aus Pädagogen, Psychologen, Soziologen, Ernährungswissenschaftlern, Ärzten, Physiotherapeuten, Wirtschafts- und Medienfachleuten gelang es, nicht nur unseren Horizont, sondern auch den Blick auf das eigene Leben zu weiten. [...] Und eines war uns Schülern und den Dozenten gemeinsam: Wir laufen alle fürs Leben gern!"

Wo LauftherapeutInnen wirken

Befragungen zeigen: Die weit überwiegende Zahl ausgebildeter LauftherapeutInnen drängt es in die Praxis. Viele schaffen sich neben dem Beruf ein zweites Standbein, eine Nebentätigkeit, einen Nebenverdienst. Sie bieten Lauftherapie- bzw. Gesundheitslaufkurse in eigener Regie an bzw. treten als freie MitarbeiterInnen in den Dienst von Bildungs-, Sport- und sozial-therapeutischen Einrichtungen. Andere, Selbständige wie Angestellte, bringen ihr Laufangebot innerhalb ihrer Berufstätigkeit an ihrem Arbeitsplatz ein und sorgen für eine Erweiterung des dort bestehenden Behandlungsrahmens - so in medizinisch-therapeutischen Praxen, Kliniken, Reha-Zentren, Heimen u. a. Nicht mit dem

Anspruch finanzieller Mehrwertbildung, sondern aus fachlichen Erwägungen und zur eigenen Zufriedenheit.

Prof. Weber: „Ob man als Lauftherapeut voll beruflich tätig sein und damit seinen Lebensunterhalt sichern kann, ist derzeit nur vage einzuschätzen." Gleichwohl gründen zunehmend mehr Absolventen „Laufschulen" und loten ihre Möglichkeiten eines beruflichen Umstiegs auf dem oder in den Gesundheitsmarkt aus. Die ersten haben ihn vollzogen.

Doch nicht alle Absolventen sehen sich als zukünftige Praktiker. Manche machen die Ausbildung „nur mal so" für sich, zur eigenen persönlichen Weiterbildung und -entwicklung.

Ausblick

Krankheiten, die auf Bewegungsmangel und Fehlernährung zurückzuführen sind, nehmen national und international zu. Hier kann Lauftherapie ihren Beitrag leisten. „Systemische (ganzheitliche) Lauftherapie" ist gewiss kein Allheilmittel, aber ein Heilmittel für alle.

Für den 25. Aus- und Weiterbildungskurs (DLZ) besteht noch die Möglichkeit der Anmeldung. Informationen hierzu finden sich auf der Website des Deutschen Lauftherapiezentrums http://www.lauftherapiezentrum.de.

Uni für Bewegung. Deutsches Lauftherapiezentrum in Bad Lippspringe eröffnet 25. Ausbildungskurs

von Wolfgang W. Schüler (2015)

aus: Laufzeit & Condition, 46. Jg., 2015, H. 1+2, S. 20

Lauftherapeutinnen und -therapeuten stellen die eigene Lauf- und Gesundheitskompetenz in den Dienst von Menschen, die auf aktive Weise etwas für ihr körperliches und seelisches Wohlbefinden tun wollen. Mit der „Körperarbeit Laufen" bieten sie ihnen dafür eine angeleitete und in die Selbstverantwortung des Einzelnen überführende Möglichkeit.

Sich mehr zu bewegen - langsam und ausdauernd -, fördert die Gesundheit und hilft, Befindlichkeitsstörungen und Erkrankungen aktiv zu begegnen - präventiv, therapeutisch und rehabilitativ. Ein Ansatz, der vom Deutschen Lauftherapiezentrum (DLZ) in Hunderten von Lauftherapiekursen erfolgreich praktiziert wurde und seit 1991 in Form einer Weiterbildung zum/zur Lauftherapeuten/in an interessierte Fachpersonen vermittelt wird. Am 17. April 2015 eröffnet Jubiläumskurs 25.

Für wen bietet sich die eineinhalb jährige, berufsbegleitende Weiterbildu[illegible] in Bad Lippspringe bei Paderborn an? Für jene mit eingehender Lauferfah[illegible]g und abgeschlossener Ausbildung in Medizin, Physiotherapie, Psycholog[illegible]ädagogik, Sozialarbeit etc. Im Einzelfall auch für Personen, die anstatt ein[illegible]usbildung einschlägige Praxiserfahrungen in einem dieser Bereiche v[illegible]eisen können. Die endgültige Zulassung wird in einem Vorstellungs[illegible] Aufnahmegespräch geklärt, das Prof. Dr. Alexander Weber als Leiter [illegible]erbildung und des DLZ mit dem/der Bewerber/in führt.

Dass die Weiterbildung zur Lauftherapeutin bzw. [illegible]um Lauftherapeuten (DLZ) hoch bewertet wird, verdeutlicht zum einen die [illegible]ontinuierliche Nachfrage. Zum anderen lässt es sich an den Rückmeldun[illegible] der Teilnehmer/innen ablesen. Da heißt es immer wieder: „Für 18 Mona[illegible]ach Bad Lippspringe zu kommen, erschien mir anfangs als große Heraus[illegible]derung. Nun erscheint es mir als die noch größere Herausforderung, hier[illegible] verzichten zu müssen." - „Im Kurs sind sich Menschen begegnet mit eine[illegible]eidenschaft und einer Idee. Das DLZ hat uns den Rahmen gegeben, die D[illegible]zenten viele Inspirationen." - „Dem interdisziplinären Team gelang es, nicht [illegible]ur unseren Horizont, sondern auch den Blick auf das eigene Leben zu weiten. Und eines war uns Schülern und den Dozenten gemeinsam: Wir laufen alle für unser Leben gern!"

Befragungen zeigen: Die weit überwiegende Zahl ausgebildeter Lauftherapeutinnen und -therapeuten drängt es in die Praxis. Viele schaffen sich neben dem Beruf ein zweites Standbein, eine Nebentätigkeit, einen Nebenverdienst. Sie bieten Lauftherapie- bzw. Gesundheitslaufkurse in eigener Regie an bzw. treten als freie Mitarbeiter/innen in den Dienst von Bildungs-, Sport- und sozialtherapeutischen Einrichtungen. Andere, Selbständige wie Angestellte, bringen ihr Laufangebot innerhalb ihrer Berufstätigkeit an ihrem Arbeitsplatz ein und sorgen für eine Erweiterung des dort bestehenden Behandlungsrahmens - so in medizinisch-therapeutischen Praxen, Kliniken, Reha-Zentren und Heimen. Nicht mit dem Anspruch finanzieller Mehrwertbildung, sondern aus fachlichen Erwägungen und zur eigenen Zufriedenheit.

Prof. Weber: „Ob man als Lauftherapeut voll beruflich tätig sein und damit seinen Lebensunterhalt sichern kann, ist derzeit nur vage einzuschätzen." Gleichwohl gründen zunehmend mehr Absolventen „Laufschulen" und loten ihre Möglichkeiten eines gänzlichen beruflichen Umstiegs auf dem oder in den Gesundheitsmarkt aus. Die ersten haben ihn vollzogen.

Für den 25. Weiterbildungskurs (DLZ) besteht noch die Möglichkeit der Anmeldung. Informationen hierzu finden sich auf der Website des Deutschen Lauftherapiezentrums http://www.lauftherapiezentrum.de.

Ausbildung zum Lauftherapeuten - und dann?

von Wolfgang W. Schüler (2016)

aus: Laufzeit & Condition, 47. Jg., 2016, H. 1-2, S. 24-25

Wer Freude am Laufen hat, gibt sie gerne an andere weiter. Für Läufer, die sich beruflich in Feldern des Sports, der Pädagogik, Psychologie oder Medizin bewegen, kommt dafür eine Weiterbildung zum Lauftherapeuten in Betracht. Sie bietet jenen theoretischen und praktischen Bezugsrahmen, der es ermöglicht, das Laufen in den Dienst von Prävention, Therapie und Rehabilitation zu stellen. Erstes Weiterbildungsinstitut am Platze ist das Deutsche Lauftherapiezentrum (DLZ) in Bad Lippspringe bei Paderborn, an dem seit 25 Jahren Lauftherapeuten ausgebildet werden. Die von Prof. Dr. Alexander Weber entwickelte und geleitete Qualifizierungsmaßnahme erfolgt berufsbegleitend über eineinhalb Jahre. Ein Team von 28 Dozenten führt in die relevanten Wissens- und Praxisgebiete ein.

Im Mittelpunkt der Weiterbildung steht das DLZ-Standardlaufprogramm und seine Durchführung im Kontext einer Laufanfängergruppe, d. h. Planung und Organisation des Kurses, Didaktik und Methodik der Kurseinheiten sowie Durchführung und Evaluation derselben. Um diesen Kern gruppieren sich die Bereiche Laufausrüstung, Trainingslehre, Physiologie, Orthopädie, Physiotherapie, Pädagogik und Psychologie nebst Gruppendynamik, Kommunikation und Beratung. Den äußeren Rahmen bilden Grundlagen und Forschungsergebnisse der Lauftherapie, präventive und therapeutische Frage- und Zielstellungen sowie die Bausteine Entspannung/Stressmanagement und Ernährung. Themen wie Selbstständigkeit, Außendarstellung und Öffentlichkeitsarbeit runden das Spektrum aus Sicht der angehenden Lauftherapeuten ab.

Hausarbeit und Zertifikat

Weil in der Lauftherapie sowohl körperorientiert als auch personen- und sozialbezogen gearbeitet wird, müssen Lauftherapeuten praktisch gut aufgestellt sein. Um ihnen die erforderlichen Einsichten und Fähigkeiten zum Handeln zu vermitteln, werden die Auszubildenden über Hospitationen und Praxisübungen auf die Durchführung eines eigenen Praxisprojektes vorbereitet. Der schriftlichen Darlegung desselben in Form einer Hausarbeit folgen dann mündliche Prüfungen zu drei Themenbereichen. Höhepunkt des Abschlusswochenendes ist die Vergabe des Zertifikates „Lauftherapeut (DLZ)".

Absolventen betonen immer wieder die hohe Qualität und den großen Selbsterfahrungswert der Weiterbildung wie auch die durch sie gestiegene Motivation, nun als ausgebildete Lauftherapeuten tätig zu werden. Für die meisten steht bereits mit der Anmeldung zur Ausbildung fest, wo sie später wirken wollen. Dies kann innerhalb oder außerhalb der eigenen Berufstätigkeit sein.

So finden sich in einigen medizinischen und psychosozialen Einrichtungen wie Kliniken, Reha-Zentren und Heimen Lauftherapeuten, die entweder im Grundberuf Mitarbeiter dieser Einrichtungen sind oder aber als freie Mitarbeiter von außen hinzutreten und Laufangebote mit bestimmten Patienten- und Klientengruppen durchführen. Nicht selten haben sog. Pilotprojekte dazu geführt, dass die Lauftherapie fest ins Behandlungskonzept einer Einrichtung aufgenommen wurde.

Daneben werben erste Arzt-, physiotherapeutische und psychotherapeutische Praxen mit dem Zusatzangebot Laufen, das dort durch ergänzend in Lauftherapie ausgebildete Praxismitarbeiter oder in Zusammenarbeit mit frei praktizierenden Lauftherapeuten erbracht wird.

Weites Betätigungsfeld im Sport gesundheitlicher Prävention

Für das Gros der Lauftherapeuten ist ihr Tun eine Nebentätigkeit und ein Nebenverdienst - ob sie nun eigenständig oder aber für bzw. unter dem Dach von Einrichtungen wie Volkshochschulen u. a. Laufkurse anbieten. Ob man als Lauftherapeut voll berufstätig sein und seinen Lebensunterhalt sichern kann, bleibt derzeit offen. Gleichwohl haben einige Ausgebildete sogenannte „Laufschulen" gegründet, in denen sie in Vollzeit sowohl als Lauftherapeut als auch als Lauftrainer Angebote vorhalten - von Gesundheits- bis Leistungstrainings, von Gruppenkursen bis Einzelcoachings, von öffentlichen Angeboten bis Kursen z. B. für Mitarbeiter bzw. Manager von Unternehmen.

Seitdem sich auch Sportvereine dem Ziel der Prävention und Gesundheitsförderung verschrieben haben, findet man auch dort hier und da Lauftherapeuten - meist Mitglieder dieser Vereine -, die mit ihren Laufkursen Laufanfänger behutsam an Bewegung und/oder Sport im Verein heranführen und dabei manche Stolpersteine des Beginnstadiums, insbesondere bei gesundheitlicher Beeinträchtigung, aus dem Weg räumen.

Das Feld der Lauftherapie ist, wie die Beispiele zeigen, ein weites, mithin eines, das sich in weiterer Entwicklung befindet. Dazu hat die fachliche Anerkennung der Lauftherapie und das Wissen um ihren vielfältigen gesundheitlichen Nutzen beigetragen. Die Bezuschussung von Lauftherapiekursen durch Krankenkassen im Rahmen der Prävention unterstützt diese Entwicklung und ist

Anreiz für Krankenkassenmitglieder, mehr für ihre Gesundheit zu tun. So ersetzt z. B. die „BKK vor Ort" jedem Mitglied die Kurskosten, wenn es regelmäßig an einem 12wöchigen Lauftherapiekurs unter Leitung eines fachkundig ausgebildeten Lauftherapeuten (DLZ) teilnimmt.

Der nächste Weiterbildungskurs zum Lauftherapeuten am Deutschen Lauftherapiezentrum (DLZ) wird am 15. April 2016 eröffnet (http://www.lauftherapiezentrum.de/termine_ausbildung.php). Noch besteht die Möglichkeit der Anmeldung.

[DLZ-Dozent] Klaus Richter zum Achtzigsten.

von Wolfgang W. Schüler und Alexander Weber (2016/17)

aus: DLZ-Rundschau, 28. Jg., 2016/17, H. 55/56, S. 12-13

Klaus Richter beging am 4. Oktober 2016 seinen 80. Geburtstag. Bei der Familienfeier, die wenige Tage später in Münster stattfand, wurde er mit einer Lesung überrascht, bei der drei Angehörige, Ehefrau Christel und Söhne Raphael und Oliver, sowie drei unangekündigte Gäste und Freunde, Hans Stiefermann, Alexander Weber und Wolfgang Schüler, gemeinsame Erlebnisse mit Klaus zum Besten gaben. Als dem Jubilar ein ihm gewidmetes Buch überreicht wurde, war er so überrascht, dass es ihm fast die Sprache verschlug.

Der längste Beitrag des von Raphael Richter und Wolfgang W. Schüler herausgegebenen Lesebuchs „Klaus Richter - Familienmensch, Theologe, Lauftherapeut" (Hamburg: tredition, 2016) stammt von Alexander Weber und lautet „Vom Lehrling zum Meister - Die DLZ-Karriere des Klaus Richter".

Webers Rückblick geht über 25 Jahre und spannt einen Bogen von der Teilnahme am 1. Aus- und Weiterbildungskurs zum Lauftherapeuten über die Berufung zum DLZ-Dozenten hin zum Mitstreiter in verschiedenen DLZ-Gremien sowie zum Wegbegleiter und Freund. All das lässt sich nicht schöner wiedergeben als durch den Originaltext selbst.

An dieser Stelle soll und kann nur „stichwortartig" wiedergegeben werden, was Klaus Richter am und für das DLZ leistet, bzw. geleistet hat:

- Er war Teilnehmer und Kurssprecher des 1. Aus- und Weiterbildungskurs zum Lauftherapeuten (1991-1993) mit glänzendem Prüfungsabschluss und Buchveröffentlichung der schriftlichen Projektarbeit „Meditation und Laufen" (Oberhaching 1995).

- Nach nur wenigen Wochen als Kursant wurde er im Mai 1991 Mitglied des DLZ.

- Der Rollentausch vom Schüler- in den Dozentenstatus verlief in Windeseile. Heute ist er, nach Unterrichtsjahren gezählt, der zweitälteste Dozent im DLZ. Seine Lehre steht für hohe Qualität, für eine innige Verbindung von Unterrichtsdidaktik und Unterrichtskunst.

- Es blieb nicht nur beim frühen Seminarthema „Laufen und Meditation"; in den folgenden Jahren kam eine Reihe anderer Themen hinzu: Ernährung, Lauftherapie nach dem Paderborner Modell, Methodik der Praktischen Lauftherapie, Entspannungstechniken, Gesundheitspädagogik, u.a.

- Regel äßig wurde er berufen, Reden bzw. Festvorträge zu Beginn und am End er Ausbildungskurse zu halten. Körpersprache, Stimme, Inhalte und mor sorgten stets für ungeteilte Aufmerksamkeit.

- Er wirkte in info llen Arbeitsgruppen mit, war 6 Jahre Mitglied des Vorstands und 16 J e Mitglied der Aus- und Weiterbildungskommission. Die Mitarbeit an tralen Projekten zur Aus- und Weiterbildung von Laufgruppenleitern d Laufpädagogen, zur Systemischen Lauftherapie u.a.m. wurde ihm zu r Art Herzensangelegenheit. Konzeption und praktische Umsetzung (L e) gingen Hand in Hand.

- Alle Kompaktseminare für Laufgr enleiter wurden von ihm und Alexander Weber durchgeführt, jene im hmen der Lauftherapeuten-/Laufpädagogen-Ausbildung, und die it 15 Jahren, zusammen mit Ehefrau Christel und Alexander Weber - auerbrenner-Generalthema „Stresskontrolle und Entspannung – Life- k-Balance".

- Bei den in früheren Jahren vom DLZ organisi n Frühjahrs- und Herbstläufen hatte er über viele Jahre die Leitu des Startbüros inne und kümmerte sich um Anmeldungen, Startliste Urkunden usw.

- Seit 1993 arbeitet er redaktionell für die DLZ-Rund au, betreut die Sparte „Buchrezensionen" und stellt ausgewählte Re n zum Abdruck zur Verfügung. Daneben wirkte er an diversen DLZ- hpublikationen mit.

Klaus Richter, das zeigt die Auflistung, erweist sich als Gen ist. Er ist, wie Alexander Weber es im Abschlusskapitel seines Festbeitrages den Punkt brachte, "ein DLZ-Kaliber". Nachfolgend und abschließend das K el in Gänze:

„Die Welt war und ist in ständigem Wandel. Und es ist wohl so, das Tempo der Veränderungen in vielfacher Hinsicht von Jahr zu Jahr zunimmt. Wir Menschen in unserer Zeit sind das Produkt einer langen Evolutionskette von zigtausend Generationen. Die evolutionsbedingten Konstanten im Kern unseres Wesens verhindern schlagartige, von außen aufgezwungene, zivilisatorisch bedingte Veränderungen. Ein von mir sehr geschätzter Kollege, der Soziologe und Philosoph Frank Benseler, vertrat mir gegenüber bereits in den Neunzigern die Überzeugung: „Man muss heutzutage konservativ denken, um fortschrittlich handeln zu können". Dieser Satz ist, denke ich, durchaus auch auf das übertragbar, was Du, lieber Klaus, mit deinem Einsatz für unsere gemeinsamen Ziele im Sinne der DLZ-Philosophie fortwährend bewirkst. Bei deinem Tun, mit meinem in vieler Hinsicht identisch, geht es um die Veränderung von Verhaltensweisen, die auf einen aktiven, mithin gesünderen und besseren Lebensstil zielen. Im Evolutionsbauplan, in der Schöpfung, finden bewegungsarme, überernährte Sitzmenschen keinen Platz. Du, lieber Klaus, stehst mit deiner Person für das, was den Menschen an Leib und Seele gesund erhält. Man kann das gern auch mit Salutogenese in Verbindung setzen. Für mich bist Du ein DLZ-Kaliber. Oder in anderer Formulierung: die Inkarnation des >Paderborner Modells der Lauftherapie< schlechthin.

Klaus Richter ist d-a-s Praktikum des Paderborner Modells der LT. Es ist nicht übertrieben, wenn ich sage: Alle Teilnehmerinnen und Teilnehmer der DLZ-Aus- und Weiterbildungskurse, die die Seminare unter der Leitung Klaus Richters mitmachen und miterleben durften, haben das einmalige Aha-Erlebnis verinnerlicht. Das gesundheitsorientierte, g-a-n-z l-a-n-g-same Laufen ist für jedwede Person möglich und gewinnbringend. Lauftherapie im Sinn des Paderborner Modells will keine Sieger auf den Plätzen 1, 2, 3 usw., sondern Gewinner für sich selbst. Auch diejenigen, die nicht durchhalten, bestimmte Ziele nicht erreichen, aus verschiedenen Gründen aufgeben, sind keine Verlierer, sondern Gewinner, weil sie um eine Erfahrung reicher geworden sind. Auch für diese Auffassung steht Klaus Richter, Vorbild für lauftherapeutisches Denken und Handeln.

Mit achtzig hat der Mensch unserer Generation die Schwelle zum hohen Alter erreicht. Das ist jedoch für dich noch kein Grund, die Hände in den Schoß zu legen. Das DLZ braucht den Lehrer, das Vorbild, die Person Klaus Richter. Der Nachname steht für (eindeutige) Richtung, für einen Menschen mit einem klaren Kompass. Wir brauchen weiterhin deine Stimme.

Im Namen des DLZ und gleichzeitig mein persönlicher Wunsch: >Keep up moving, Keep up the good work< "

DLZ-Mitglied Werner Sonntag ist 90

von Wolfgang W. Schüler (2016/17)

aus: DLZ-Rundschau, 28. Jg., 2016/17, H. 55/56, S. 15

„LLL" möchte man ihm zurufen, jene drei Buchstaben, die seinerzeit für „Langläufer leben länger" standen. Angewendet auf einen Menschen, dessen langer Lebenslauf mit der Vita eines Ultralangläufers einhergeht (339 Marathon- und Ultralangläufe, davon über 30 Mal der „100 km Lauf von Biel"). Mehr noch, er ist das Gesicht und die Stimme des Ultralanglaufs.

Vielen von uns war er Vor-Läufer und Vor-Denker im Überschreiten der Marathondistanz. Viele hielten nach der Lektüre seiner Schriften dergleichen erst für möglich („Irgendwann musst du nach Biel", 1978, „Mehr als Marathon", 1985, 2013). Viele profitierten von seinem geteilten Erfahrungsschatz und reüssierten - ob bei Läufen über 100 km oder mehr.

Obwohl er quasi spät berufen Läufer wurde, nämlich mit 39 Jahren, gehört er zur ersten Generation der „Volksläufer" (1. Laufteilnahme 1967 in Stuttgart). Nur wenige kennen die Entwicklung der modernen Laufbewegung wie er. Als ihr Aktiver, Mitgestalter und Chronist sowie als Schriftsteller hat er selbst Laufgeschichte geschrieben und wurde dafür mit diversen Preisen ausgezeichnet (Medien-Award des München Marathons, Adolf-Weidmann-Preis der duv, Horst Milde Award des Forums für Sportgeschichte Berlin). Dabei verlor er sich nie in Laufinterna, sondern wahrte den Blick über den Tellerrand. Als er einmal gefragt wurde, wie man im Alter fit bleibt, antwortete er: „Erstens: die Ernährung regulieren [...]. Zweitens: Bewegung. Drittens: soziale Kontakte pflegen" (Spiegel online, 09.01.2014).

Werner Sonntag denkt groß und braucht dafür keine großen Worte. Der Widerhall kommt aus der Stille, feinsinnig und mit dem sprachlichen Schliff des erfahrenen Journalisten (ehemaliger Redakteur der renommierten „Stuttgarter Zeitung" und Korrespondent der „ZEIT"; im Laufsportbereich u. a. Chefredakteur der „condition"). Er überzeugt in seinen Ausführungen durch Nachdenklichkeit und Akribie, menschlich durch unermüdliches Engagement und Bescheidenheit. Als Laufautor über Jahrzehnte ist er ein verlässlicher Begleiter und Ratgeber, einer, der es gut mit seinen Lesern meint, ein Lauffreund.

Anlässlich des 1. Bad Lippspringer Symposiums „Gesundheitsförderung durch Lauftherapie" im April 1997 - wissenschaftlicher Leiter: Prof. Dr. Alexander Weber -, wurde Sonntag Mitglied im Deutschen Lauftherapiezentrum (DLZ). Im Rückblick erscheint der Weg vorgezeichnet; bereits 1981 hatte er in dem Beitrag „Stopp den falschen Propheten" ausgeführt: „[...] dass mir - wie so vielen - das Laufen, das ich ursprünglich aus gesundheitlichen Gründen begonnen hatte, psychisch außerordentlich geholfen hat; ich bezeichne es als Psychohygiene, und ich bin überzeugt davon, dass man es therapeutisch nutzen kann [...]" (Spiridon, H. 2, S. 8-9).

Sonntag schrieb nicht nur einen großen Beitrag über das Symposium für die Laufzeitschrift „condition" („Therapeuten in Laufschuhen") und für die „FAZ" („Dauerlauf ist gut für die Seele und fördert die geistige Fitneß"), sondern auch das „Geleitwort" für den Symposiums-Band „Hilf dir selbst: Laufe!" (Paderborn 1999). Er hielt am 04.04.2003 bei der feierlichen Eröffnung des Lauftherapie-Aus- und Weiterbildungskurs XIII den Hauptvortrag - nachzulesen in der DLZ-Rundschau, Heft 29 („Medizinische Moden. Ein Beitrag zur Bewusstseinsschärfung"). Weitere Schriften von ihm finden sich in den DLZ-Publikationen „Warum Cooper Aerobics erfand", Regensburg 2005 (Hrsg.: A. Weber & W. W. Schüler) und „Laufen und Lauftherapie. Ein Lesebuch", Regensburg 2006 (Hrsg.: A. Bonnemann, J. Grell & K. Richter). Zudem nahm er in seinem Online-Tagebuch in www.laufreport.de mehrere Einträge zu verschiedenen DLZ-Jubiläen vor.

Trotz zwei gesundheitlicher Rückschläge (erst) im hohen Alter ist Werner Sonntag weiterhin ausdauernd unterwegs - nunmehr walkend. „Meine Geschwindigkeit ist in den Jahren immer weiter gesunken. Mit 86 habe ich aufgehört zu laufen. Seitdem gehe ich nur noch - im langsamen Wandertempo." Ob er das Laufen vermisse, wurde er gefragt. „Natürlich, aber es ist nicht so, dass mir das Leben vergällt wäre. Der Rückgang des Leistungsvermögens ist der Lauf der Dinge. Ich [...] bin froh, dass ich noch lebe" (s. o.).

Werner Sonntag ist am 22. Juni 2016 90 Jahre geworden. Nachträglich unseren herzlichen Glückwunsch und Dank für die langjährige Verbundenheit und aktive Unterstützung unserer Lauftherapie DLZ!

Prof. Dr. Alexander Weber - Person und Werk im Kontext der Lauftherapie

von Wolfgang W. Schüler und Klaus Richter (2017)

aus: Klaus Richter, Raphael Richter & Wolfgang W. Schüler (Hrsg.), Lebensschule Laufen. Grundlegende Texte Alexander Webers zur Lauftherapie. Hamburg: Verlag tredition, S. 14-16

Vom Laufen im Selbstversuch gelangte Alexander Weber zur Laufforschung, von der Laufforschung zur lauftherapeutischen Praxis und deren Vermittlung. Kein anderer im deutschsprachigen Raum hat das Feld der Lauftherapie so initial, umfassend und systematisch bearbeitet wie er. Was ihm anfangs Idee war, ist heute allgemein anerkannte und verbreitete Praxis im Dienst der Gesundheit.

Weber fand Ende der 1960er Jahre zum regelmäßigen Laufen - seiner Gesundheit zuliebe. Im Kontext dieser Erfahrungen erfand er 1975 den Begriff „Lauftherapie", wie in seinem damaligen - bisher unveröffentlichten - Lauftagebuch nachzulesen ist. Das Laufen hat ihn geprägt, er wiederum prägte das Laufen. Wer die Folgejahre bzw. -jahrzehnte Revue passieren lässt, der erkennt eine erstaunliche Konsequenz des Tuns und Geradlinigkeit der Entwicklung.

Durch Laufen können Prozesse der Selbsttherapie in Gang gesetzt werden. Zu dieser Annahme kam der inzwischen als Professor an die Universität/Gesamthochschule Paderborn Berufene auch durch Berichte anderer Personen. In den von ihm zwischen 1975 und 1980 durchgeführten Wochenendseminaren zur „Psychologie des Laufens" ging er diesen und weiteren Spuren nach. Aus den Seminaren entwickelte er die Idee und Konzeption des „Lauf-Encounter", einer Selbsterfahrungsgruppe für Läufer/innen - ein Angebot, das er bis heute vorhält.

Das Anliegen, die Erfahrungen einzelner Läufern/innen an einer großen Personenzahl zu überprüfen führten ihn und Mitarbeiter/innen 1979/1980 zur Durchführung einer Befragung von Volkslaufteilnehmern/innen. Diese zeigte: Die große Mehrheit der Untersuchten zieht aus dem Laufen u. a. einen nicht zu unterschätzenden gesundheitlichen Gewinn.

Der Gedanke drängte sich ihm auf: Wenn Laufen als Möglichkeit der Selbsttherapie wirksam werden konnte, sollte es auch als professionelle Methode zur Behandlung körperlicher und seelischer Beeinträchtigungen nutzbar sein. Ermutigt durch erste, optimistisch stimmende Untersuchungen in den USA und in Kanada führte er - leitend - ein Forschungsprojekt an einer Suchtklinik durch. Als Ergebnis zeigte sich, dass Alkoholabhängige, die laufen, im Vergleich zu denen, die „nur" herkömmlich behandelt werden, bedeutsam mehr profitieren.

Das dafür entwickelte Laufprogramm und Untersuchungsinventar wurden dann auch bei anderen Zielgruppen eingesetzt: bei Hausfrauen, berufstätigen Frauen, berufstätigen Männern, Psychosomatiker-Gruppen. In den Ergebnissen fand Alexander Weber weitgehende Übereinstimmung: Die Läufer/innen fühlten sich nach der Laufbehandlung vitaler, leistungsfähiger, im Ganzen gesünder; sie waren weniger häufig krank und in besserer seelischer Verfassung.

Mit Gleichgesinnten gründete Weber ein eigenes Institut, das „Zentrum für Lauftherapie (ZfL)" - alsbald in „Deutsches Lauftherapiezentrum (DLZ)" umbenannt. Als Aufgaben wurden vereinbart, die prophylaktischen und therapeutischen Möglichkeiten des Laufens praktisch zu erproben (regionale Durchführung von Lauftherapiekursen), systematisch zu sichten (wissenschaftliche Begleitung der Kurse) und in geeigneter Weise an Patienten und Angehörige der verschiedenen Heil- und Sozialberufe zu vermitteln (Ausbildung von Kursleitern/innen). Interviews, Vorträge, Seminare / Workshops, Fachpublikationen und die Herausgabe der institutseigenen „DLZ-Rundschau" rundeten das öffentliche Auf- und Eintreten für die Sache ab.

Als Vorsitzender und Leiter der Aus- und Weiterbildung gab Weber im April 1991 den Startschuss für die Ausbildung von Lauftherapeuten/innen. Grundlage dafür bildeten die von ihm und Mitarbeitern/innen erarbeiteten Ausbildungsrichtlinien. Ein interdisziplinär einberufenes Dozententeam führte in die erforderlichen Kenntnisse, Fähigkeiten und Methoden ein mit dem Ziel, die Kursanten zu verantwortlichem lauftherapeutischem Handeln zu befähigen.

Als wissenschaftlicher Leiter des Bad Lippspringer Symposiums „Gesundheitsförderung durch Lauftherapie" führte Weber 1997 durch ein viertägiges Kongressprogramm, welches die Erträge seiner bzw. der DLZ-Arbeit sowie die engen Verbindungen und Vernetzungen mit Bereichen, die sich ergänzen und gegenseitig in der Wirksamkeit unterstützen, deutlich machte und praxisnah darstellte. Die einzelnen Beiträge finden sich in dem von ihm herausgegebenen 350 Seiten starken Kongressband „Hilf dir selbst: Laufe!" (Paderborn 1999).

Mit dem Forschungsprojekt „Systemische Lauftherapie in drei Stufen" erweiterte er 2005 das bisherige Lauftherapieprogramm um Bereiche, die eine Verhaltensänderung in Richtung einer (ganzheitlichen) Veränderung des Lebensstils erleichtern. Neu im Ausbildungsprogramm fand sich die Fortbildung zum/zur

„Laufgruppenleiter/in", die erfolgreich durchgeführt wurde und sich in den Folgejahren etablieren sollte.

2007 formulierten Weber und die Herausgeber einen Entwurf zur Ausbildung von „Laufpädagogen/innen", welche in das neue Konzept eines 3-stufigen Ausbildungssystems (Laufgruppenleiter/innen, Laufpädagogen/innen und Lauftherapeuten/innen) einging. Ein Jahr später wurde beides umgesetzt.

In noch frischer Erinnerung ist die zweitägige Fachtagung „Lauftherapie in Lebenswelten", die im Oktober 2016 in der neuen Hochschule für Gesundheit in Bochum zusammen mit der Krankenkasse VIACTIV durchgeführt wurde. Es ging darum, „Chancen und neue Wege für die Gesundheitsförderung" vorzustellen und zu diskutieren.

Im Übrigen gelten die Worte Schillers: „In dem Heute wandelt schon das Morgen". So wirft das Jahr 2018 bereits seine Schatten voraus. In ihm wird Alexander Weber auf 30 Jahre Deutsches Lauftherapiezentrum, er selbst auf 50 Jahre Läuferleben zurückblicken können. Wer ihn kennt, weiß um seine kreative Unruhe und dass das letzte Wort über die Entwicklungen am DLZ noch lange nicht gesprochen ist. Und ist er erst einmal von einer Idee überzeugt, dann treibt er sie zügig, aber ohne übertriebene Aufgeregtheit voran, nicht ohne vorher in Einzelgesprächen „Bundesgenossen" zu suchen. Wer ihn in solchen Gesprächen erlebt, wird das Gefühl nicht los, dass die Lauftherapie ihre eigentliche Geschichte noch vor sich hat.

Das Deutsche Lauftherapiezentrum (DLZ) - Kompetenzzentrum für Gesundheit förderndes Laufen - feiert im April 2018 sein 30-jähriges Bestehen

von Wolfgang W. Schüler (2018)

aus: http://www.laufreport.de/training/dlz30/dlz30.htm (23.01.2018)

„Nicht der Beginn wird belohnt, sondern einzig und allein das Durchhalten." Diesem Aphorismus, der auf Katharina von Siena (1347 - 1380) zurückgeht, möchte man gerne zustimmen. Doch er ist für sich genommen noch kein Qualitätsmaßstab - ihm fehlt der inhaltliche Bezug. Anders, wenn dem rechten Anliegen der ersehnte Erfolg zuteil wird. Im Falle des Deutschen Lauftherapiezentrums (DLZ) heißt das, einen wichtigen Beitrag zur Gesundheitsförderung initiiert, etabliert und zu Anerkennung geführt zu haben. Im Rückblick sagt Prof. Dr. Alexander Weber, Begründer und Vorstandsvorsitzender des Instituts: „Die Idee zur Gründung des DLZ im Jahre 1988 war die Überzeugung, Gesundheit und Wohlbefinden der Menschen durch ein Mehr an gezielter Bewegung in der einfachen Form des langsamen Laufens effektiv fördern zu können." (Weber 2017/18)

Bewegungsmangel und Bewegungsmangelkrankheiten entgegen zu wirken, waren bereits Anliegen der Volkslaufaktion der 1960er und der Lauftreffaktion der 1970er Jahre gewesen. Doch in keiner anderen Konzeption des Laufens ist der Gesundheitsgedanke so konsequent zu Ende gedacht und gebracht worden wie in der von Weber in den 1980er Jahren entwickelten „Lauftherapie". Zudem, und das rundete seinen Ansatz zu einem ganzheitlichen Ansatz ab, ergänzte er die Pro-Argumentation der Sportmedizin um die eines bis dahin vernachlässigten Bereiches, nämlich dem der Sportpsychologie. Gerade als Psychologen und Sozialwissenschaftler interessierten ihn jene Wirkprozesse des Laufens, die zur Stärkung der seelischen Gesundheit beitragen konnten.

Was ist Lauftherapie? Nach Weber - in der von ihm konkret ausgearbeiteten Form des „Paderborner Modells" - ein Ansatz, die im Laufen liegenden präventiven und therapeutischen Möglichkeiten nutzbar zu machen. Oder entsprechend der DLZ-Definition: „ein ganzheitlicher, unspezifischer Weg zur Prophylaxe und Behandlung von Beeinträchtigungen im physischen und psychischen Bereich." (Ammenwerth 1993) Lauftherapie ist eine Körpermethode, d. h. sie setzt am Körper an und wirkt sowohl auf den Körper als auch auf die Psyche.

Im Mittelpunkt steht die Hinführung der Klienten zum regelmäßig ausgeübten, langsamen Dauerlauf, einem Laufen „zwischen Leistung und Schonung" (Feurstein 2001), ohne „Ehrgeiz, Konkurrenzdruck, Atemlosigkeit und Erschöpfung." (Richter 2008) Die Lauftherapie wird primär in Gruppenform dargeboten und zwar von dazu eigens vom DLZ ausgebildeten Lauftherapeuten.

Die Entwicklung hin zum DLZ

Der Schritt zur Gründung des Deutschen Lauftherapiezentrums (DLZ) mit Sitz im ostwestfälischen Bad Lippspringe war für Alexander Weber Ziel und Beginn zugleich, genauer gesagt eine Zwischenstation. Er selbst war Ende der 1960er Jahre zum Laufen gekommen und mit ihm zu einer verbesserten Gesundheit. Seine Wahrnehmung schon damals: Laufen kann Stress reduzieren und das allgemeine Wohlbefinden steigern. Als Wissenschaftler - mit Professur ab 1974 an der Universität Paderborn - suchte er nach allgemein gültigen Antworten und betrieb neben seiner eigentlichen Hochschultätigkeit ein Jahrzehnt lang psychologische Laufforschung. Seine wissenschaftlich begleiteten, experimentell angelegten Laufkurse mit verschiedenen Adressatengruppen, einschließlich Klinikpatienten, zeigten in den Ergebnissen weitgehende Übereinstimmung: Die Neu-Läufer/innen fühlten sich nach der Laufbehandlung weniger niedergeschlagen und bedrückt, vitaler und leistungsfähiger; sie waren weniger häufig krank und in besserer körperlicher und seelischer Verfassung. Für die sportlich Inaktiven (Kontrollgruppen) ließ sich dergleichen nicht feststellen; ihre Ausgangswerte blieben erwartungsgemäß nahezu unverändert.

Die nachfolgende Tabelle zeigt die positiven Veränderungen anhand der Zahlenwerte, die vor und nach den 12-wöchigen, wissenschaftlich begleiteten Lauftherapiekursen der Jahre 1983 bis 1988 ermittelt worden waren (Weber 1999).

	Depression	Angst	Psychosomatische Beeinträchtigungen	Wohlbefinden	Coping	Stress	
Alle untersuchten Gruppen N=221	41.0 35.3	40.6 35.6	40.2 34.9	31.2 38.2	32.2 38.5	36.1 29.3	Vorher Nachher
Alkoholiker *	30.8 39.5	40.5 33.8	43.9 36.7	30.7 41.3	28.7 37.6	39.1 27.4	
Nur-Hausfrauen	42.6 37.4	40.6 36.0	41.0 36.4	33.9 39.9	33.0 39.2	37.7 31.9	
berufstätige Männer	43.1 38.0	42.4 39.1	41.8 38.1	32.2 37.7	35.2 40.9	36.5 29.3	
berufstätige Frauen	40.1 34.8	40.9 34.9	40.4 34.4	30.1 37.5	31.7 37.5	35.7 28.3	
Psychosomatiker-Gruppen	37.6 31.4	38.8 33.7	36.9 30.5	27.3 34.9	30.1 36.0	32.5 26.4	
Differenzwert zw. 1. + 2. Messung / über alle Gruppen	**5.7**	**5.0**	**5.3**	**7.0**	**6.3**	**6.8**	Zw. dem 1. und 2. Test fand der 12-wöchige Laufkurs statt

* vgl. abweichend dazu Weber 1984: 110

Ein Forscher im Elfenbeinturm der Wissenschaft hätte sich ab diesem Zeitpunkt zurücklehnen und auf seine Erkenntnisse und Veröffentlichungen zum Thema verweisen können - nicht so Alexander Weber. Für ihn ging die Arbeit jetzt erst richtig los. Er wollte seine Einsichten in den aktiven Dienst der Gesundheit stellen, d. h. allgemein zugänglich und praktisch nutzbar machen. Dass die Lauftherapie in relativ kurzer Zeit ein hohes Maß an positiver Veränderung bewirkt, zudem eine einfache Methode ist, um heilende Kräfte zu mobilisieren und zu fördern, waren starke Argumente dafür. Und dass dies mit einem Institut außerhalb der Hochschule, mit weniger bürokratischen Regelungen, besser gelingen konnte, lag auf der Hand.

So gründete er mit gleichgesinnten Freunden und Bekannten, darunter Mediziner, Psychologen und Pädagogen, am 8. März 1988 das „Deutsche Lauftherapiezentrum (DLZ)", das erste Institut dieser Art in Europa. Und schuf die Voraussetzungen dafür, Angehörige verschiedener Heil- und Sozialberufe auf ihre zukünftige Aufgabe als „Lauftherapeuten" vorzubereiten. 1991 ging der erste Ausbildungskurs an den Start. Mit ihm und allen weiteren jährlich aufgelegten Kursen wurde es möglich, dass das „Paderborner Modell der Lauftherapie" über die Region hinaus angeboten und durchgeführt werden konnte. Bis heute hat das DLZ mehr als 700 Personen aus ganz Deutschland und Nachbarländern zu Lauftherapeuten und - etwas später hinzugekommen - zu Laufpädagogen und Laufgruppenleitern ausgebildet.

Die Ausbildung zum Lauftherapeuten

Wer sich in Lauftherapie ausbilden lässt, was über den Zeitraum von eineinhalb Jahren mit in der Regel einem Ausbildungswochenende pro Monat geschieht, erhält eine umfassende Qualifikation. Denn Gruppenprozesse anzuleiten, zu beobachten und durch hilfreiche Gespräche zu begleiten, stellt an die Durchführenden weitreichende Anforderungen. Prof. Weber zum qualitativen Anspruch: „Weil in der Lauftherapie sowohl körperorientiert als auch personen- und sozialbezogen gearbeitet wird - wobei stets der ganze Mensch in seiner körperlichen und geistigen und emotionalen Gestalt im Blick sein sollte -, müssen Lauftherapeuten hoch qualifiziert sein." (Weber 1993)

Und so wird die Ausbildung zu einer Reise durch Theorie und Praxis, orientiert an Medizin, Physiotherapie, Trainingslehre, Psychologie, Pädagogik, Gruppendynamik, Kommunikation, Lauftechnik, Laufausrüstung, Ernährungswissenschaft und und und. Laufübungen und Hospitationen vertiefen den Blick in die lauftherapeutische Praxis, Fragen zum Marketing helfen bei der Klärung des zukünftigen eigenen Profils.

Man darf von der Ausbildung vieles erwarten, nur eines nicht: kochbuchartige Rezepte für den schnellen Gebrauch. Für Prof. Weber ist Praxis theoriegeleitetes Handeln. Ebenso versteht er Ausbildung nicht als bloße Aneignung von Wissen und Techniken, sondern als einen Prozess der Bildung und Persönlichkeitsentwicklung, der Einnahme einer Haltung zu den Klienten, die zentriert, einfühlsam, respektvoll, im Ergebnis auf Hilfe zur Selbsthilfe angelegt ist. In der Umsetzung heißt das, dass nicht nur bei jedem Auszubildenden, sondern auch beim Ausbildungskurs förderliche Ressourcen freigesetzt werden und wachstumsorientierte Dynamiken sich entfalten können.

Wie hoch die Ausbildung bewertet wird, zeigt sich an der steten Auslastung des DLZ-Weiterbildungsangebotes wie auch an den Rückmeldungen der zertifizierten Lauftherapeuten. Hierzu einige Stimmen: „Für 18 Monate nach Bad Lippspringe zu kommen, erschien mir anfangs als große Herausforderung. Nun erscheint es mir als die noch größere Herausforderung, hierauf verzichten zu müssen. [...] Ich habe jede Sekunde im DLZ und in Bad Lippspringe genossen." - „Es war immer wieder erstaunlich für mich, [...] wie kompetent die einzelnen Dozenten waren und mit viel Engagement der Unterricht vorbereitet und rübergebracht wurde." - „Im Kurs sind sich Menschen begegnet mit einer Leidenschaft und einer Idee [...]. Das DLZ hat uns den Rahmen gegeben, die Dozenten viele Inspirationen." - „Dem interdisziplinären Dozententeam [...] gelang es, nicht nur unseren Horizont, sondern auch den Blick auf das eigene Leben zu weiten. [...] Und eines war uns Schülern und den Dozenten gemeinsam: Wir laufen alle für's Leben gern!" (Kurs 19)

Die Ausdifferenzierung zu einem 3-gliedrigen Ausbildungssystem

Wer Menschen dazu befähigen will, mittels Laufen etwas für ihre Gesundheit und für ihr Wohlbefinden zu tun, der findet dafür am Deutschen Lauftherapiezentrum nicht die eine Vorlage, sondern gleich drei - firmierend unter dem Motto „Lebensschule Laufen". Jede Vorlage hat ihren eigenen Ausgangspunkt und weist einen eigenen Weg. Je nachdem, ob es eng gefasst darum geht, Kursteilnehmer in ein gesundheitsorientiertes Laufprogramm einzuführen, oder erweitert darum, ihnen zusätzliche Hilfestellungen zu geben - sei es auf erzieherische oder gar therapeutische Weise. Wie dies geschehen kann, lässt sich an den Ausbildungen zum Laufgruppenleiter, zum Laufpädagogen oder zum Lauftherapeuten ablesen.

Zusammen genommen stehen die Ausbildungen für das Gesamtspektrum gesundheitlicher Orientierung: zum einen für die Ansätze Prävention, Therapie und Rehabilitation, zum anderen für die Zielgruppen Gesunde, Kranke und Chronisch Kranke bzw. Behinderte. Gemeinsame inhaltliche Bezugspunkte aller Ausbildungen sind das DLZ-Standard-Laufprogramm für Anfänger sowie dessen Durchführung im Kontext einer Gruppe. Unterschiede liegen im Bereich der Lehr- und Praxiseinheiten, ihrer thematischen Weite und Tiefe. Dementsprechend differieren die Ausbildungen in Stundenzahl und Dauer wie auch in den Abschlussanforderungen, die zur jeweiligen Zertifizierung führen.

Gleichwohl sind die Ausbildungsgänge auf Durchlässigkeit hin angelegt. Ein kürzerer Ausbildungsgang geht im nächst längeren auf; die erfolgreich absolvierte kürzere Ausbildung ermöglicht unter Anrechnung der bisher erbrachten Leistungen die Einmündung in eine längere - soweit die jeweiligen persönlichen bzw. beruflichen und läuferischen Zulassungsvoraussetzungen erfüllt sind.

Nachfolgend eine Übersicht zum Ausbildungsangebot für 2018:

Aus- und Weiterbildungen 2018-2019 durch das Deutsche Lauftherapiezentrum (DLZ) zur/zum	
Lauftherapeutin / Lauftherapeuten (DLZ)	Kurs 28: 20.04.2018 - 05.10.2019 1 x pro Monat Kursunterricht von Freitagabend bis Sonntagmittag in Bad Lippspringe plus 1-wöchiges Kompaktseminar Abschluss: Zeugnis und Zertifikat
Laufpädagogin / Laufpädagogen (DLZ)	Kurs 11: 20.04.2018 - 25.01.2019 1 x pro Monat Kursunterricht von Freitagabend bis Sonntagmittag in Bad Lippspringe plus 1-wöchiges Kompaktseminar Abschluss: Zertifikatszeugnis
Laufgruppenleiterin / Laufgruppenleiter (DLZ)	Kurs 14: 15. - 18.05.2018 Kompaktseminar mit Abschlusszertifikat
Lebensschule Laufen 2017/18	

Zur Aus- und Weiterbildung zum Laufgruppenleiter können Bewerber zugelassen werden, die „Begeisterung für das Laufen, Freude am Umgang mit Menschen, Einfühlungsvermögen und die Fähigkeit zur Selbstreflexion" zeigen. (Richtlinie 2006)

Dagegen richtet sich die Aus- und Weiterbildung zum Lauftherapeuten an Personen in der beruflichen und nachberuflichen Lebensphase, die eine abgeschlossene Ausbildung in einem psychosozialen Beruf haben. Hierzu zählen insbesondere folgende Berufsgruppen: Ärzte, Krankenpfleger, Krankengymnasten, Masseure, Psychologen, Pädagogen, Sozialpädagogen / Sozialarbeiter, Erzieher, Arbeits- und Berufstherapeuten, Laufpädagogen (DLZ). Die Ausbildung ist ferner für Personen ohne entsprechenden Berufsabschluss möglich, wenn sie in der Ausübung psychosozialer Arbeit eine einschlägige Erfahrung in der Regel von 3 Jahren nachweisen können bzw. den Nachweis qualifizierter Gruppenarbeit erbringen. Eigene Lauferfahrung wird in Form einer regelmäßigen Laufpraxis seit mindestens 2 Jahren und einer Teilnahme an Laufveranstaltungen erwartet (mit Angabe über Streckenlängen und erzielte Zeiten)." (Weiterbildungsordnung 2007)

Die Zugangsvoraussetzungen zur Aus- und Weiterbildung zum Laufpädagogen liegen zwischen denen der beiden anderen Bildungsgänge.

Ausbildung und dann?

Was machen die Absolventen nach Prüfungsabschluss und Erhalt ihres DLZ-Zertifikates? Befragungen und Rückmeldungen zeigen:

- Die weit überwiegende Zahl der Ausgebildeten drängt es in die Praxis. Viele schaffen sich neben dem Beruf ein zweites Standbein, eine Nebentätigkeit, einen Nebenverdienst. Sie bieten Lauftherapie- bzw. Gesundheitslaufkurse in eigener Regie an bzw. treten als freie Mitarbeiter in den Dienst von Freizeit-, Sport-, Bildungs-, Erziehungs- und therapeutischen Einrichtungen.

- Andere, Selbstständige wie Angestellte, bringen ihr Laufangebot direkt an ihrem Arbeitsplatz ein und sorgen für eine Erweiterung des dort bestehenden Behandlungsrahmens. So findet sich die Lauftherapie als ergänzendes Angebot z. B. in medizinischen und psychotherapeutischen Praxen, Kliniken, Reha-Zentren und Heimen. Nicht mit dem Anspruch finanzieller Mehrwertbildung, sondern aus fachlichen Erwägungen und zur eigenen Zufriedenheit.

- Schließlich gründen zunehmend mehr Absolventen „Laufschulen" und loten ihre Möglichkeiten eines beruflichen Teil- oder Komplettumstiegs aus bzw. haben ihn bereits vollzogen. Dabei wird die Lauftherapie häufig in ein erweitertes Bewegungsangebot eingebunden, das von Nordic Walking über Anfänger- und Fortgeschrittenenlaufkurse, Langstreckencoachings bis hin zu Entspannungsverfahren und Ernährungsberatung reichen kann.

- Daneben gibt es auch jene Absolventen, die die Ausbildung „nur" mal so für sich machen, zur eigenen persönlichen Weiterbildung, -entwicklung und Zufriedenheit.

All das zeigt, wie vielfältig die persönlichen Wege nach der Ausbildung sein können. Wobei auffällt, dass über die Jahrzehnte neue Berufsgruppen die Lauftherapie für sich erkannt haben. Z. B. laufende Pfarrer, die anschließend in ihrer Kirchengemeinde Meditative Laufkurse anbieten. Auch tun sich für die Lauftherapie immer wieder neue Settings auf, z. B. Großbetriebe und Behörden. Hierüber wird im demnächst erscheinenden DLZ-Buch „Lauftherapie in Lebenswelten. Grundlagen – Trends – Beispiele settingorientierter Gesundheitsförderung" (Arete Verlag, Hildesheim) zu lesen sein.

Dass all diese Entwicklungen durch öffentliche Anerkennung der Lauftherapie (DLZ) befördert werden, versteht sich von selbst. So bezuschussen Krankenkassen die Kursgebühren ihrer Mitglieder, die an Laufkursen als Maßnahme der Prävention teilnehmen. Die VIACTIV Krankenkasse (ehemals BKK vor Ort, mit Zentrale in Bochum), die mit dem DLZ sogar eine direkte Kooperation eingegangen ist, unterstützt hierbei mit bis zu 200 Euro im Jahr. Und hat gemeinsam mit dem DLZ im Oktober 2016 in Bochum eine zweitägige Fachtagung zur Lauftherapie ausgerichtet. (Redaktion DLZ 2017/18) Aus anderer Blickrichtung hat die Bundesagentur für Arbeit die Maßnahme Lauf-Coaching für Langzeitarbeitslose in Hamburg zertifiziert, nachdem sie zuvor rund 80 Beratern der Jobcenter und Agenturen erfolgreich vorgestellt wurde (Schubert 2014/15). Die Beispiele ließen sich fortführen.

Allen Ausgebildeten (DLZ) steht die Tür des Deutschen Lauftherapiezentrums weiterhin offen. Einige - wie z. B. der Verfasser - fungieren in ihm heute als Dozenten. Neben dem DLZ hat sich der 1994 gegründete (Berufs-) „Verband der Lauftherapeuten (VDL)" etabliert. Er setzt sich für die gesundheitspolitische Anerkennung der Lauftherapie und für die Praxisinteressen seiner Mitglieder ein. Damit auch in Zukunft der Elan und die Freude der Lauftherapeuten an ihrer Tätigkeit zu ihrem Recht kommen.

30-Jahr-Feier des DLZ am 20.04.2018

Am 8. März kann das Deutsche Lauftherapiezentrum auf 30 Jahre seines Bestehens zurückblicken. Gefeiert wird aber erst am 20. April, nachdem am selben Tag der neue Lauftherapie-Ausbildungskurs, Kurs 28, eröffnet wurde. Ab 19.00 Uhr wird es dann ein offizielles Festprogramm geben, zu dem alle DLZ-Mitglieder und Personen, die dem DLZ nahe stehen, eingeladen sind. Anmeldungen werden bis spätestens 9. April erbeten.

Deutsches Lauftherapiezentrum (DLZ)

An der Jordanquelle 22

33175 Bad Lippspringe

info@lauftherapiezentrum.de

www.lauftherapiezentrum.de

In unserer schnelllebigen, rasante Entwicklungen und Veränderungen mit sich bringenden Zeit sind 30 Jahre DLZ ein wichtiger, wohltuender Anker in der Lauf- und Gesundheitsszene - denn: Lauftherapie kennt nur Gewinner. Sie ist Gesundheitslauf „as its best". Wer etwas für seine Gesundheit tun möchte, findet in der Lauftherapie DLZ den verlässlichsten Weg. Wer Menschen hierbei anleiten und unterstützen möchte, hat in der Lauftherapie-Ausbildung DLZ eine kaum zu überschätzende Möglichkeit. (Übrigens: Für Kurs 28 gibt es noch ein paar freie Plätze.)

Dies kann noch nicht der Schlusssatz gewesen sein! Vom DLZ geredet zu haben, muss bedeuten, von Prof. Dr. Alexander Weber geredet zu haben. Er ist der Visionär, der Ideengeber, die treibende Kraft, der Initiator, der Wegbereiter, der Lenker und Erneuerer - der Unermüdliche. „Nur wer selbst brennt, kann Feuer in anderen entfachen", hat Augustinus Aurelius, Bischof von Hippo (354-430), einmal betont. Recht hat er. Alexander Webers Begeisterung für das Laufen und die Lauftherapie hat er auf viele andere übertragen können. Sein Engagement wäre an Hand von 30 Jahren DLZ nur ausschnittsweise abgebildet. Der „Laufprofessor" oder „Laufpapst", wie er immer wieder bezeichnet wird, läuft in 2018 bereits 50 Jahre. So lange beschäftigt den mittlerweile 80jährigen, dem man das Alter nicht ansieht und anmerkt, auch die Lauftherapie - gedanklich, praktisch, forschend, publizierend, multiplikatorisch. Er hat sie lehr- und lernbar gemacht. Sie ist zu seiner Passion und Lebensaufgabe geworden. Die Lauftherapie ist, wie es kürzlich Dr. Arwed Bonnemann ausdrückte, „konkurrenzlos mit dem Namen Webers verbunden" (Bonnemann 2017/18)

Zum Abschluss zwei Buchtipps:

Das Gesamtwerk Alexander Webers zur Lauftherapie

Das „Paderborner Modell der Lauftherapie" von seinen Anfängen bis heute ist erschienen unter dem Titel „Lebensschule Laufen. Grundlegende Texte Alexander Webers zur Lauftherapie. Mit einem Geleitwort von Prof. Dr. Detlef Kuhlmann", herausgegeben von Klaus Richter D.Th., Dr. Raphael Richter & Wolfgang W. Schüler. Hamburg, Verlag tredition, 2017, 364 Seiten. Das Buch zeichnet Webers Weg der Entwicklung der Lauftherapie über vier Jahrzehnte anhand seiner wichtigsten Schriften nach.

Die Lauf-Lebens-Geschichte Alexander Webers

Im Buch „Running forever. Das Geheimnis lebenslangen Laufens", herausgegeben von Wolfgang W. Schüler & Klaus Richter D.Th., Hildesheim, Arete Verlag, 2017, 168 S., beschreibt Weber im Beitrag „Der lange Atem meines Lebens" auf autobiografische Weise, wie Laufen für ihn zur Kunst geworden ist und welchen Anteil es an seiner Lebenszufriedenheit hat. (Weitere Laufautoren des Buches sind u. a. Werner Sonntag, Manfred Steffny, Horst Preisler und Ludwig Schick, der Erzbischof von Bamberg.)

Verwendete Literatur

- Ammenwerth, R. (1993): Protokoll des ersten kommunikativen Brainstorming der DLZ-Dozenten. In: DLZ-Rundschau, Ausg. 10, S. 12-16, hier 15.
- Bonnemann, A. (2017/18): [Buchrezension] Lebensschule Laufen. In: DLZ-Rundschau, H. 57/58, S. 41-42, hier 41.
- Feurstein, H. (2001): Zusammenspiel. Laufgenuss zwischen Leistung und Schonung. Zwischenwasser (A).
- DLZ (2006): Richtlinien für die Aus- und Weiterbildung von Laufgruppenleiterinnen und Laufgruppenleitern. Bad Lippspringe.
- DLZ (2007): Weiterbildungsordnung für die Aus- und Weiterbildung von Lauftherapeuten. Bad Lippspringe.
- DLZ (2017/18): Lebensschule Laufen. Aus- und Weiterbildung durch das Deutsche Lauftherapiezentrum. In: DLZ-Rundschau, H. 57/58, S. 17.
- Kurs 19 sagt auf seine Weise „Adieu" (2010/11). In: DLZ-Rundschau, H. 43/44, S. 5-6.
- Redaktion DLZ (2017/18): Interview mit Reinhard Brücker, Vorstandsvorsitzender der VIACTIV Krankenkasse. In: DLZ-Rundschau, H. 57/58, S. 12-13, hier 13.
- Richter, K. (2008): Wenn Laufen zur Lebensschule wird. In: Spiridon, H. 4, S. 22-23, hier 22.
- Schubert, T. (2014/15): Zertifizierung der lauftherapeutischen Arbeit mit Langzeitarbeitslosen. In: DLZ-Rundschau, H. 51/52, S. 15.
- Weber, A. (1993): Warum Lauftherapie? In: DLZ-Rundschau, Ausg. 10, S. 21.
- Weber, A. (1993): Lauftherapie – eine erlernbare Kunst? In: Klemnt, K., Oswald, F. & Rieder, A. (Hrsg.): Bildung – Schwelle zur Freiheit. EPSO-Symposium '91. Linz.

- Weber, A. (1984): Lauftherapie mit Alkoholabhängigen an einer Kurklinik. In: Weber, A. (Hrsg.): Gesundheit und Wohlbefinden durch regelmäßiges Laufen. Paderborn, S. 99-111.
- Weber, A. (1999): Das Paderborner Modell der Lauftherapie. In: Weber, A. (Hrsg.): Hilf dir selbst: Laufe! Das Paderborner Modell der Lauftherapie und andere Konzepte für langfristig gesundes und erfolgreiches Laufen. Paderborn, S. 13-53, hier 20.
- Weber, A. (1999): Das Paderborner Modell der Lauftherapie. In: Richter, K., Richter, R. & Schüler, W.W. (Hrsg.) (2017): Lebensschule Laufen. Hamburg, S. 187-231, hier 194.
- Weber, A. (2017/18): Liebe Leserinnen und Leser! [Editorial]. In: DLZ-Rundschau, H. 57/58, S. 3.

„Lauftherapie in Lebenswelten“

Gedanken zur neuen DLZ-Buchpublikation, vorgetragen auf der Jubiläumsfeier „30 Jahre DLZ“ am 20. April 2018 in Bad Lippspringe

von Wolfgang W. Schüler (2018)

aus: Manuskript

Bei Publikationen interessieren mich verschiedene Aspekte. Unter anderem jener, sie in ihren Kontexten verstehen und „historisch“ einordnen zu können. Gerade bei einer Jubiläumsfeier wie der heutigen darf erlaubt sein, diesem Gedanken zu folgen. Ich möchte bei „Lauftherapie in Lebenswelten“ auf zwei Sachverhalte eingehen.

Erstens

Wer das Weber'sche Werk zur Lauftherapie betrachtet, findet nicht nur den Autor Weber - und zwar über das von ihm entwickelte „Paderborner Modell der Lauftherapie“ schreibend -, sondern auch den Herausgeber. Als solcher hat er Anderen, denen er sich in der Sache verbunden sah - laufenden Medizinern, Psychologen, Pädagogen, Sportwissenschaftlern usw. - immer wieder ein Forum gegeben. Dies geschah zunächst bei den von ihm organisierten Vortragsreihen an der Universität-Gesamthochschule Paderborn, später bei DLZ-Tagungen bzw. -Symposien in Bad Lippspringe und Bochum.

Ihre Dokumentation fanden diese Veranstaltungen in diversen Sammelbänden. Erinnert sei an „Gesundheit und Wohlbefinden durch regelmäßiges Laufen“, erschienen 1984, an „Bewegung braucht der Mensch“ von 1990 und an „Hilf dir selbst: Laufe!“ aus 1999. Auch die Portraitreihe „Wegbereiter der Lauftherapie“, zusammengefasst 2005 in „Warum Cooper Aerobics erfand“, lässt sich ergänzend anführen.

„Lauftherapie in Lebenswelten“ steht also in einer, in dieser „Genealogie“. Den Autorinnen und Autoren wird erneut ermöglicht, neue Praxisansätze vorzustellen. Und für die Leserinnen und Leser des Buches findet die neue Weite des lauftherapeutischen Raums ihre Abbildung.

Zweitens

Es gibt in der Wissenschaft wie auch anderswo immer wieder Leitbegriffe, die zu einer bestimmten Zeit sich auftun bzw. reformuliert werden, die für eine bestimmte Sicht der Dinge stehen, vielfach Verwendung finden, ja, gefühlt „trendy" daherkommen. Hierzu gehören aktuell die Begriffe „Setting" und „Settingorientierung" sowie „Lebenswelt" und „Lebensweltorientierung".

Um einem möglichen Missverständnis vorzubeugen: Das Buch „Lauftherapie in Lebenswelten" schwimmt nicht im großen Strom der heutigen Lebenswelt-Bekenner mit. Im Gegenteil! Bereits vor 35 Jahren schrieb Alexander Weber einen markanten Satz ins Vorwort der Ausschreibung zu seiner 1983er Vortragsreihe „Gesundheit und Wohlbefinden durch regelmäßiges Laufen". Da heißt es: „Viele Menschen fühlen sich in der Welt, in der sie leben und eingebunden sind, nicht mehr wohl." (kursiv von W. S.)

Der im Titel des aktuellen Buches verwendete Begriff „Lebenswelten" ist demnach keine moderne Entlehnung, sondern auch er hat eine Weber'sche „Genealogie". Die Lauftherapie nach dem Paderborner Modell kennt nicht das eine Setting, nicht die eine Lebenswelt, sondern sie empfiehlt sich verschiedenen Lebenswelten und den in ihnen handelnden Menschen.

[Fazit]

Jetzt denken Sie wahrscheinlich: Hat er bisher schon ein einziges, konkretes Wort zum Inhalt des Buches gesagt?! - Nein, hat er nicht. - Und Sie fragen sich bestimmt: Wann fängt er denn endlich damit an?! - Gar nicht, denn: die Beiträge sprechen für sich selbst.

Bleiben Sie neugierig auf das neue Buch! Hier beschreiben gestandene Lauftherapeutinnen und -therapeuten/DLZ aktuelle lebensweltorientierte Ansätze, die deutlich machen: Das lauftherapeutische Universum hat sich weiter ausgedehnt und es hält interessante Neuerungen bereit.

Alexander Weber & Wolfgang W. Schüler (Hrsg.)

Lauftherapie in Lebenswelten.

Grundlagen - Trends - Beispiele settingorientierter Gesundheitsförderung.

Hildesheim: Arete Verlag, 2018, 134 Seiten

ISBN 978-3-942468-95-4

Beiträge Wolfgang W. Schülers zum DLZ explizit und implizit

Die in das Buch aufgenommen Texte sind in der nachfolgenden Bibliografie durch Fettdruck gekennzeichnet.

Weber, A., Schüler, W.W. (1994): Feierliche Eröffnung. [Der 4. Aus- und Weiterbildungskurs für angehende Lauftherapeutinnen und Lauftherapeuten ging am 15. April 1994 an den Start]. In: DLZ-Rundschau, Ausg. 12, S. 4

Schüler, W.W., Figgen, W. (1995): Zeugnis für das Deutsche Lauftherapiezentrum e.V. In: DLZ-Rundschau, Ausg. 13, S. 16-17

Schüler, W.W., Leonhardt, J., Hillnhütter, E.G. (1997): Lauftherapeuten (DLZ) befragt: Nach der Ausbildung der Sprung in die Praxis. In: DLZ-Rundschau, 9. Jg., Ausg. 17, S. 27-29

Bücken, F-J., Krüger, M., Richter, K., Schüler, W.W. (1999): Laufen als Therapie: Überlegungen zum Therapiebegriff. In: DLZ-Rundschau, 11. Jg., Ausg. 21, S. 24-25

Schüler, W.W. (2001): 25 Ausgaben DLZ-Rundschau 1988 - 2001. Autoren-, Sach- und Personenregister. (78 S.). Beilage der DLZ-Rundschau, 13. Jg., Ausg. 26

Schüler, W.W. (2002): Werbung für das DLZ in Ost und West. In: DLZ-Rundschau, 14. Jg., Ausg. 27, S. 8

Schüler, W.W., Richter, K. (2002): Gesund durch Laufen. Bibliografie deutschsprachiger Literatur. Prof. Dr. Alexander Weber zum 65. Geburtstag (84 S.). Thorsten Reiß Verlag, Wiesbaden

Weber, A., Schüler, W.W. (Hrsg.) (2005): Warum Cooper Aerobics erfand. 11 große Theoretiker der Lauf-Gesundheit (186 S.). Lauf und Ausdauersportverlag (LAS), Regensburg

Schüler, W.W. (2005): Alexander Weber: Laufen ist das, was jeder Einzelne daraus macht. In: Weber, A., Schüler, W.W. (Hrsg.) (2005): Warum Cooper Aerobics erfand. 11 große Theoretiker der Lauf-Gesundheit (186 S.). Lauf- und Ausdauersportverlag (LAS), Regensburg

Schüler, W.W. (2005): Buchbesprechung: Prof. Dr. Alexander Weber & Wolfgang W. Schüler: Warum Cooper Aerobics erfand. 11 große Theoretiker der Lauf-Gesundheit. Regensburg: LAS-Verlag, 186 S. In: DLZ-Rundschau, 17. Jg., Ausg. 34, S. 50

Schüler, W.W. (2006): Veröffentlichungen von und über Alexander Weber. In: Bonnemann, A., Grell, J. & Richter, K. (Hrsg.) (2006): Laufen und Lauftherapie. Ein Lesebuch. Lauf- und Ausdauersportverlag (LAS), Regensburg, S. 18-26

Schüler, W.W. (2007): „Laufprofessor“ Alexander Weber. Eine „Werkschau“ anlässlich seines 70. Geburtstages. In: DLZ-Rundschau, 19. Jg., Ausg. 37/38, S. 21-23

Schüler, W.W. (2007): Erfolgsstory. Deutsches Lauftherapiezentrum: „Gesund ist der Mensch von unten nach oben!“ 20 Jahre Deutsches Lauftherapiezentrum. Bad Lippspringe. (DVD)

Weber, A., Schüler, W.W. (Hrsg.) (2008): Erfolgsstory. Deutsches Lauftherapiezentrum: „Gesund ist der Mensch von unten nach oben!“ 20 Jahre Deutsches Lauftherapiezentrum. Bad Lippspringe. (DVD)

Weber, A., Schüler, W.W. (Hrsg.) (2008): Warum Cooper Aerobics erfand. 11 große Theoretiker der Lauf-Gesundheit (e-Book). Lauf- und Ausdauersportverlag (LAS), Regensburg

Schüler, W.W. (2008): Vom Selbstversuch zur Serie: Das Deutsche Lauftherapiezentrum in Bad Lippspringe - 20 Jahre im Dienste der Gesundheit. In: Laufzeit, 19. Jg., H. 4, S. 20-21

Schüler, W.W. (2008): „Alle Wege führen nach Rom“, manche nach Bad Lippspringe. Was ich mit dem DLZ verbinde - Rede zu 20 Jahren DLZ und Eröffnung von Ausbildungskurs 18, Deutsches Lauftherapiezentrum, Bad Lippspringe am 04.04.2008. Vervielfältigtes Manuskript

Schüler, W.W. (2008): 20 Jahre Deutsches Lauftherapiezentrum. Eine Erfolgsstory. In: Condition, 39. Jg., H. 5, S. 48-49

Kostrubala, T., Schüler, W.W. (2009): Wege zum Lauftherapeuten. Anstöße und Entwicklungen in Deutschland und den USA. In: http://www.lauftherapie-vdl.de/index.php?id=9 (abgerufen: März 2009)

Kostrubala, T., Schüler, W.W. (2009): Ways to become a Running Therapist – Impulses and Developments in Germany and the USA. In: http://www.kostrubala.com/running-therapy/, http://www.kostrubala.com/download/24/Ways%20to%20Become%20a%20Running%20Therapist.pdf (abgerufen: Juli 2018)

Schüler, W.W. (2009): Kurze Statements der Prüfer zum Abschluss von Ausbildungskurs 18 (Auszug). Vervielfältigtes Manuskript

Schüler, W.W. (2010): A Look at Europe: The Training of Running Therapists in Germany is Expanding.
In: http://runningtherapy.webs.com/bibliography.htm (Website der "Bangalore Association of Running Therapy/BART", Indien) (abgerufen: August 2010)

Schüler, W.W. (2011): Ausbildung zur Lauftherapeutin / zum Lauftherapeuten (DLZ) - Eintritt ins dritte Jahrzehnt.
In: http://www.laufreport.de/nachrichten/dlz11/dlz11.htm (abgerufen: Januar 2011) und
http://www.lauftherapiezentrum.de/pix/news/drittes_Jahrzehnt.pdf (abgerufen März 2011)

Schüler, W.W. (2011): Vor 20 Jahren eröffnet: Aus- und Weiterbildung in der Lauftherapie. In: http://www.lauftherapie-vdl.de/index.php?id=108 (abgerufen: Februar 2011) und http://www.lauftherapiezentrum.de/pix/news/Ausbilddung_DLZ.pdf (abgerufen: März 2011)

Schüler, W.W. (2011): Weiterbildung zur Lauftherapeutin / zum Lauftherapeuten (DLZ): Seit 20 Jahren „am Laufen". In: Condition, 42. Jg., H4, S. 52-53

Schüler, W.W. (2011): Vortrag zum Abschluss von Ausbildungskurs 20 (DLZ) am 5. November 2011. Vervielfältigtes Manuskript

Schüler, W.W. (2012): Buchbesprechungen. In: DLZ-Rundschau, 23. Jg., Ausg. 45/46 und http://lauftherapie-vdl.de/joomla/index.php/de/lauftherapie-artikel-bücher-studien-rezensionen/ (abgerufen: Oktober 2012)

Schüler, W.W. (Hrsg.) (2012): Laufende Begegnungen. Ein Lesebuch zum 75. Geburtstag von Prof. Dr. Alexander Weber. Pro Business, Berlin (266 S.) - Hardcover

Schüler, W.W. (2012): With a little help from my friends: Mein Weg zum Laufen und zur Lauftherapie. In: Schüler, W.W. (Hrsg.) (2012): Laufende Begegnungen. Ein Lesebuch zum 75. Geburtstag von Prof. Dr. Alexander Weber. Pro Business, Berlin, S. 164-205

Schüler, W.W. (2012/13): Zur Bedeutung der Lauftherapie für die Gesundheit. Vortrag zur Eröffnung von Kurs 5 - Aus- und Weiterbildung zum/r Laufpädagogen/in (DLZ) und von Kurs XXII - Aus- und Weiterbildung zum/r Lauftherapeuten/in (DLZ), 30. März 2012, Bad Lippspringe. In: DLZ-Rundschau, 24. Jg., Ausg. 47/48, S. 24-29

Weber, A., Richter, K., Schüler, W.W. (2013): Lauftherapie nach dem Paderborner Modell - ein Königsweg zur Selbsthilfe. (Hrsg.: Deutsches Lauftherapiezentrum), Deutsches Lauftherapiezentrum e.V., Bad Lippspringe (120 S.) - Paperback

Schüler, W.W. (2013): Die Aus- und Weiterbildungen am Deutschen Lauftherapiezentrum. In: Weber, A., Richter, R., Schüler, W.W. (2013): Lauftherapie nach dem Paderborner Modell - ein Königsweg zur Selbsthilfe. (Hrsg.: Deutsches Lauftherapiezentrum), Deutsches Lauftherapiezentrum e.V., Bad Lippspringe, S. 89-100

Schüler, W.W. (2013): Die Publikationen des Deutschen Lauftherapiezentrums - eine kommentierte Auswahl. In: Weber, A., Richter, R., Schüler, W.W. (2013): Lauftherapie nach dem Paderborner Modell - ein Königsweg zur Selbsthilfe. (Hrsg.: Deutsches Lauftherapiezentrum), Deutsches Lauftherapiezentrum e.V., Bad Lippspringe, S. 101-111

Schüler, W.W. (2013): Buchbesprechung: Lauftherapie nach dem Paderborner Modell - ein Königsweg zur Selbsthilfe. In: http://www.lauftherapie-vdl.de/joomla/index.php/de/lauftherapie-artikel-bücher-studien-rezensionen/129-vdl-rezensionen-lauftherapie-nach-dem-paderborner-modell.html (abgerufen: Juli 2013)

Schüler, W.W. (2013): Deutsches Lauftherapiezentrum feierte 25-jähriges Bestehen. In: Condition, 44. Jg., H. 10, S. 43

Schüler, W.W. (2013): Why most running therapists are german. In: Kostrubala, T. & Kostrubala, T.: The Joy of Running 2: Paleoanalysis & running therapy. Ora Press, Santa Fe, NM, S. 171-179 (eBook, p. 1640-1739)

Weber, A., Richter, K., Schüler, W.W. (2013/14): Literatur für Kursantinnen / Kursanten in der Aus- und Weiterbildung des Deutschen Lauftherapiezentrums (DLZ). In: DLZ-Rundschau, 25. Jg., Ausg. 49/50, S. 18-19

Schüler, W.W. (2013/14): Wo die Lauftherapie zu Hause ist - Deutsches Lauftherapiezentrum, 25 Jahre alt. (Gekürzte Fassung des Festvortrages, gehalten am 15. Juni 2013, im Rahmen der 25-Jahr-Feier). In: DLZ-Rundschau, 25. Jg., H. 49/50, S. 22-25

Schüler, W.W. (2013/14): Buchbesprechung: Alexander Weber, Klaus Richter und Wolfgang W. Schüler: Lauftherapie nach dem Paderborner Modell - ein Königsweg zur Selbsthilfe. Deutsches Lauftherapiezentrum e. V. (Hrsg.), 2013. In: DLZ-Rundschau, 25. Jg., H. 49/50, S. 53

Richter, K., Schüler, W.W. (2014): Jubiläum eines Klassikers: 25 Jahre Ausbildung in Lauftherapie (DLZ). In: DLZ-Rundschau, 26. Jg., H. 51/52, S. 22-25 und http://www.laufreport.de/training/dlz25/dlz25.htm (abgerufen: 07.12.2014)

Schüler, W.W. (2014): Jubiläum mit Kurs 25 - Eröffnung am 17. April 2015 zur Weiterbildung zum Lauftherapeuten (DLZ). http://conditionmagazin.com/wordpress/?p=1398 (abgerufen: 21.11.2014)

Schüler, W.W. (2015): Uni für Bewegung. Deutsches Lauftherapiezentrum in Bad Lippspringe eröffnet 25. Ausbildungskurs. In: Laufzeit & Condition, 46. Jg., H. 1+2, S. 20

Schüler, W.W., Richter, K. (2015): Bibliografie Lauftherapie. 3333 Publikationen zum gesundheitsorientierten Laufen aus fünf Jahrzehnten. Verlag tredition, Hamburg (204 S.) - Hardcover, Paperback

Schüler, W.W. (2016): Noch Plätze frei: Fachtagung "Lauftherapie in Lebenswelten" vom 28. bis 29. Oktober 2016 in Bochum. http://www.laufreport.de/nachrichten/nachrichten.htm (abgerufen: 02.10.2016)

Schüler, W.W. (2016): Ausbildung zum Lauftherapeuten - und dann? In: Laufzeit & Condition, 47. Jg., H. 1-2, S. 24-25

Schüler, W.W., Weber, A. (2016): [DLZ-Dozent] Klaus Richter zum Achtzigsten. In: DLZ-Rundschau, 28. Jg., Ausg. 55/56, S. 12-13

Schüler, W.W. (2016): DLZ-Mitglied Werner Sonntag ist 90. In: DLZ-Rundschau, 28. Jg., H. 55/56, S. 15

Richter, K., Richter, R., Schüler, W.W. (2017): Lebensschule Laufen. Grundlegende Texte Alexander Webers zur Lauftherapie. Verlag tredition, Hamburg (364 S.) - Hardcover, Paperback, e-Book

Schüler, W.W. (2017): Prof. Dr. Alexander Weber - Person und Werk im Kontext der Lauftherapie. In: Richter, K., Richter, R., Schüler, W.W. (2017): Lebensschule Laufen. Grundlegende Texte Alexander Webers zur Lauftherapie. Verlag tredition, Hamburg, S. 14-16

Schüler, W.W. (2017): Bibliografie - Alexander Weber über Lauftherapie. In: Richter, K., Richter, R., Schüler, W.W. (2017): Lebensschule Laufen. Grundlegende Texte Alexander Webers zur Lauftherapie. Verlag tredition, Hamburg, S. 354-362

Schüler, W.W. (2017): „Lebensschule Laufen" - Alexander Weber. Die Buchvorstellung. https://www.germanroadraces.de/24-0-51277-lebensschule-laufen--alexander-weber--.html (abgerufen: 03.11.2017)

Schüler, W.W. (2018): Das Deutsche Lauftherapiezentrum (DLZ) - Kompetenzzentrum für Gesundheit förderndes Laufen - feiert im April 2018 sein 30-jähriges Bestehen. In: http://www.laufreport.de/training/dlz30/dlz30.htm (abgerufen: 23.01.2018)

Weber, A., Schüler, W.W. (Hrsg.) (2018): Lauftherapie in Lebenswelten. Grundlagen - Trends - Beispiele settingorientierter Gesundheitsförderung. Arete Verlag, Hildesheim (134 Seiten)

Gesamtbibliografie: Beiträge Wolfgang W. Schülers

Bereiche:

Sozialarbeit / Sozialpädagogik, Montessori-Pädagogik, Laufpädagogik / Lauftherapie, Laufszene

Themenschwerpunkte in der Laufpädagogik / Lauftherapie:

Kinder und Jugendliche, Paderborner Modell, Wegbereiter, Bibliographierung, Buchbesprechungen

2018

Schüler, W.W.: Das Deutsche Lauftherapiezentrum (DLZ) - Kompetenzzentrum für Gesundheit förderndes Laufen - feiert im April 2018 sein 30-jähriges Bestehen. In: http://www.laufreport.de/training/dlz30/dlz30.htm (abgerufen: 23.01.2018)

Weber, A., Schüler, W.W. (Hrsg.): Lauftherapie in Lebenswelten. Grundlagen - Trends - Beispiele settingorientierter Gesundheitsförderung. Arete Verlag, Hildesheim (134 Seiten)

Verband der Lauftherapeuten (Hrsg.): Zum Jubiläum des DLZ erscheint eine neue DLZ-Schrift, nämlich „Lauftherapie in Lebenswelten", Info-Brief 01/2018 [für Mitglieder], 30. März 2018, S. 4-5

Schüler, W.W.: „Lauftherapie in Lebenswelten". Gedanken zur neuen DLZ-Buchpublikation, vorgetragen auf der Jubiläumsfeier „30 Jahre DLZ" am 20. April 2018 in Bad Lippspringe. Vervielfältigtes Manuskript

2017

Richter, K., Richter, R., Schüler, W.W.: Lebensschule Laufen. Grundlegende Texte Alexander Webers zur Lauftherapie. Verlag tredition, Hamburg (364 S.) - Hardcover, Paperback, e-Book

Schüler, W.W. (2017): Prof. Dr. Alexander Weber - Person und Werk im Kontext der Lauftherapie. In: Richter, K., Richter, R., Schüler, W.W. (2017): Lebensschule Laufen. Grundlegende Texte Alexander Webers zur Lauftherapie. Verlag tredition, Hamburg, S. 14-16

Schüler, W.W. (2017): Bibliografie - Alexander Weber über Lauftherapie. In: Richter, K., Richter, R., Schüler, W.W. (2017): Lebensschule Laufen. Grundlegende Texte Alexander Webers zur Lauftherapie. Verlag tredition, Hamburg, S. 354-362

Schüler, W.W., Richter, K. (Hrsg.): Running forever. Das Geheimnis lebenslangen Laufens. Hildesheim: Arete Verlag (168 S.)

Schüler, W.W.: „Lebensschule Laufen" - Alexander Weber. Die Buchvorstellung. https://www.germanroadraces.de/24-0-51277-lebensschule-laufen--alexander-weber--.html (abgerufen: 03.11.2017)

Schüler, W.W.: „Hier laufe ich, ich kann nicht anders!" - Reformationslauf der Kirchengemeinde Halle, Westfalen, am 7. Oktober 2017. DLZ-Rundschau, 29. Jg., H. 57/58, S. 37-39

2016

Schüler, W.W.: Ausbildung zum Lauftherapeuten - und dann? In: Laufzeit & Condition, 47. Jg., H. 1-2, S. 24-25

Schüler, W.W.: Der alte Mann und das Mehr. Lauflegende, Laufjournalist und Kultbuchautor des Ultralanglaufs Werner Sonntag wird 90. http://www.laufreport.de/impressum/team/sonntag/sonntag.htm (13.06.2016)

Schüler, W.W.: Die Stimme des Laufsports. Zum 90. von Werner Sonntag, ehemaliger Chefredakteur von „Condition". Laufzeit & Condition, 47. Jg., H. 7+8, S. 47

Schüler, W.W.: Begrüßung von Prof. Dr. Wildor Hollmann anlässlich seines Eröffnungsvortrages zur Sommerakademie 2016 des Verbandes der Lauftherapeuten (VDL) an der Deutschen Sporthochschule Köln (12.08.2016). Vervielfältigtes Manuskript

Richter, R., Schüler, W.W. (Hrsg.): Klaus Richter - Familienmensch, Theologe, Lauftherapeut. Ein Lesebuch. Hamburg: Verlag tredition (154 S.) - Hardcover, Paperback, e-Book

Schüler, W.W.: Klaus Richter - ein läuferischer Tausendsassa. Ein Überblick. In: Richter, R., Schüler, W.W. (Hrsg.): Klaus Richter - Familienmensch, Theologe, Lauftherapeut. Ein Lesebuch. Hamburg: Verlag tredition, S. 72-73

Schüler, W.W.: Wenn aus Zwei Eins wird. Belletristischer Versuch über ein Binnenverhältnis. In: Richter, R., Schüler, W.W. (Hrsg.): Klaus Richter - Familienmensch, Theologe, Lauftherapeut. Ein Lesebuch. Hamburg: Verlag tredition, S. 94-98

Schüler, W.W.: Veröffentlichungen von Klaus Richter zum Laufen und zur Lauftherapie. In: Richter, R., Schüler, W.W. (Hrsg.): Klaus Richter - Familienmensch, Theologe, Lauftherapeut. Ein Lesebuch. Hamburg: Verlag tredition, S. 99-109 (-148)

Schüler, W.W.: Noch Plätze frei: Fachtagung "Lauftherapie in Lebenswelten" vom 28. bis 29. Oktober 2016 in Bochum. http://www.laufreport.de/nachrichten/nachrichten.htm (abgerufen: 02.10.2016)

Schüler, W.W.: Laufen und Lauftherapie bei Menschen mit Sehbehinderung und Blindheit - eine persönliche Annäherung. Die Lupe (Hrsg.: Bundesvereinigung Eltern blinder und sehbehinderter Kinder e.V.), 4. Quartal, S. 35-38

Schüler, W.W., Weber, A.: [DLZ-Dozent] Klaus Richter zum Achtzigsten. DLZ-Rundschau, 28. Jg., H. 55/56, S. 12-13

Schüler, W.W.: DLZ-Mitglied Werner Sonntag ist 90. DLZ-Rundschau, 28. Jg., H. 55/56, S. 15

Schüler, W.W.: Spurensuche (3): Laufen in der Erziehungspraxis der Aristokratin Amalie von Gallitzin. DLZ-Rundschau, 28. Jg., H. 55/56, S. 44-46

Schüler, W.W.: Buchbesprechung: Hubert Karl: Lebensprinzip Bewegung. Wege und Umwege eines Läufers. DLZ-Rundschau, 28. Jg., H. 55/56, S. 50

2015

Schüler, W.W.: Lockeres Lauftraining. In: Krumpholz, D.: PSV-Handballheft für Trainerinnen und Trainer. Ein Handbuch für die Praxis. Wiesbaden: PSV Grün-Weiss Wiesbaden, S. 67 / Kap. 9.7: Schwerpunkt VI

Schüler, W.W.: Uni für Bewegung. Deutsches Lauftherapiezentrum in Bad Lippspringe eröffnet 25. Ausbildungskurs. Laufzeit & Condition, 46. Jg., H. 1+2, S. 20

Schüler, W.W.: Laufbegleiter für Sehbehinderte und Blinde. http://www.lauftherapie-vdl.de/joomla/index.php/de/lauftherapie-aus-weiter-bildung-zum-lauftherapeuten/192-laufbegleiter-für-sehbehinderte-und-blinde (abgerufen: 30.01.2015)

Schüler, W.W.: IART- [International Association of Running Therapists] Fachgruppe traf sich in Deutschland. Verband der Lauftherapeuten (Hrsg.): Info-Brief 03/2015 für Mitglieder, 23. Juli 2015, S. 1

Schüler, W.W.: Hommage an Prof. Dr. Gerhard Uhlenbruck im Literaturhaus Köln. Verband der Lauftherapeuten (Hrsg.): Info-Brief 03/2015 für Mitglieder, 23. Juli 2015, S. 2

Schüler, W.W.: IART- [International Association of Running Therapists] Treffen in Deutschland. http://www.lauftherapie-vdl.de/joomla/index.php/de/component/content/article/81-vdl-lauftherapie/lauftherapie-praxis/193-iart-treffen-in-deutschland (abgerufen: 27.07.2015)

Schüler, W.W.: Hommage an Prof. Dr. Gerhard Uhlenbruck im „Literaturhaus Köln". Laufzeit & Condition, 46. Jg., H. 9, S. 48

Schüler, W.W.: Thaddeus Kostrubala ist 85. http://www.lauftherapie-vdl.de/joomla/index.php/de/lauftherapie-wegbereiter-förderer/194-thaddeus-kostrubala-ist-85 (abgerufen: 07.09.2015)

Schüler, W.W., Richter, K.: Bibliografie Lauftherapie. 3333 Publikationen zum gesundheitsorientierten Laufen aus fünf Jahrzehnten. Hamburg: Verlag tredition (204 S.) – Hardcover, Paperback

Schüler, W.W.: Buchbesprechung: Manuela W. Bünger: Gemeinde laufend in Bewegung. Lauftherapie und Gemeindearbeit – eine pastorale Herausforderung. http://www.lauftherapie-vdl.de/joomla/index.php/de/lauftherapie-artikel-bücher-studien-rezensionen/197-gemeinde-laufend-in-bewegung (abgerufen: 11.11.2015)

Schüler, W.W.: Firmenläufe – Kommunikatives Laufen mit Kolleginnen und Kollegen. DLZ-Rundschau, 27. Jg., H. 53/54, S. 6-7

Schüler, W.W.: Ein Abend für und mit Prof. Dr. Gerhard Uhlenbruck. DLZ-Rundschau, 27. Jg., H. 53/54, S. 46

2014

Schüler, W.W.: Buchbesprechung: Der Klassiker! Pflichtlektüre für Lauftherapeuten! – Thaddeus Kostrubala. The Joy of Running. http://www.amazon.de/Joy-Running-Thaddeus-Kostrubala-MD/dp/098933600X/ref=sr_1_1?s=books-intl-de&ie=UTF8&qid=1394127740&sr=1-1&keywords=the+joy+of+running (abgerufen: März 2014)

Schüler, W.W.: Buchbesprechung: Vom Paleo-Laufen zur Paleoanalytischen Therapie – Thaddeus Kostrubala & Teresa Kostrubala. The Joy of Running 2: Paleoanalysis & Running Therapy. http://www.amazon.de/Joy-Running-Paleoanalysis-Therapy/dp/0989336018/ref=sr_1_6?s=books-intl-de&ie=UTF8&qid=1394127740&sr=1-6&keywords=the+joy+of+running (abgerufen: März 2014)

Schüler, W.W.: Buchbesprechung: The Joy of Running 2. http://www.lauftherapie-vdl.de/joomla/index.php/de/lauftherapie-artikel-bücher-studien-rezensionen/178-vdl-rezensionen-kostrubala-the-joy-of-running-2.html (abgerufen: März 2014)

Schüler, W.W.: Buchbesprechung: From Running Therapy to a Paleoanalytic Therapy - Thaddeus Kostrubala & Teresa Kostrubala. The Joy of Running 2. http://www.amazon.com/The-Joy-Running-Paleoanalysis-Therapy/dp/0989336018/ref=sr_1_2?ie=UTF8&qid=1398268129&sr=8-2&keywords=The+Joy+of+Running+2 (abgerufen: April 2014)

Schüler, W.W.: Lauftherapie mit Kindern und Jugendlichen. Psychische Gesundheit und Leistungsfähigkeit durch ausdauerndes Laufen. Der Ausbildungs- und Praxisbegleiter. (Edition Sport & Freizeit, Band 18) Aachen: Meyer & Meyer Verlag (432 S.) – Paperback, e-Book

Schüler, W.W.: Bruno Papenhoff, großer Förderer des Kinder-Ausdauerlaufs. Laudatio, gehalten auf der IGL-Jahreshauptversammlung am 7. Juni 2014 in Bad Arolsen-Wetterburg. Laufzeit & Condition, 45. Jg., H. 9, S. 48-49

Schüler, W.W.: Lauftherapie-Standard-Literatur [2]. http://www.lauftherapie-vdl.de/joomla/index.php/de/lauftherapie-artikel-bücher-studien-rezensionen/108-vdl-lauftherapie-standard-literatur (abgerufen: September 2014)

Schüler, W.W.: Jubiläum mit Kurs 25 – Eröffnung am 17. April 2015 zur Weiterbildung zum Lauftherapeuten (DLZ). http://conditionmagazin.com/wordpress/?p=1398 (abgerufen: 21.11.2014)

Schüler, W.W.: Bruno Papenhoff, ein großer Förderer des Kinderlanglaufs. Laudatio, gehalten auf der IGL-Jahreshauptversammlung am 7. Juni 2014 in Bad Arolsen-Wetterburg. http://www.lauftherapie-vdl.de/joomla/index.php/de/lauftherapie-zielgruppen-spezifisches-angebot/189-lauftherapie-für-kinder-und-jugendliche-seit-25-jahren (abgerufen: 24.11.2014)

Richter, K., Schüler, W.W.: Jubiläum eines Klassikers: 25 Jahre Ausbildung in Lauftherapie (DLZ). http://www.laufreport.de/training/dlz25/dlz25.htm (abgerufen: 07.12.2014)

Richter, K., Schüler, W.W.: Jubiläum eines Klassikers: 25 Jahre Ausbildung in Lauftherapie (DLZ). DLZ-Rundschau, 26. Jg., H. 51/52, S. 22-25

Schüler, W.W.: Lauftherapie bei Menschen mit Sehbehinderung und Blindheit - eine persönliche Annäherung. DLZ-Rundschau, 26. Jg., H. 51/52, S. 26-28

2013

Schüler, W.W.: Lauftherapie-Standard-Literatur. http://lauftherapie-vdl.de/joomla/index.php/de/lauftherapie-artikel-bücher-studien-rezensionen/108-vdl-lauftherapie-standard-literatur.html (abgerufen: Februar 2013)

Schüler, W.W.: Foreword to the new edition. Kostrubala, T.: The Joy of Running. (New edition of the classic bestseller) Santa Fe, NM: Ora Press, S. 13-16

Schüler, W.W.: Foreword to the new edition. Kostrubala, T.: The Joy of Running. (New edition of the classic bestseller) Santa Fe, NM: Ora Press: ebook, p. 93-144

Schüler, W.W.: Buchbesprechung: US-Neuausgabe: The Joy of Running. http://laufreport.de/vermischtes/buch/buch.htm (abgerufen: Juni 2013)

Weber, A., Richter, K., Schüler, W.W.: Lauftherapie nach dem Paderborner Modell - ein Königsweg zur Selbsthilfe. (Hrsg.: Deutsches Lauftherapiezentrum) Bad Lippspringe: Deutsches Lauftherapiezentrum e.V. (120 S.) - Paperback

Schüler, W.W.: Die Aus- und Weiterbildungen am Deutschen Lauftherapiezentrum. In: Weber, A., Richter, K. & Schüler, W.W.: Lauftherapie nach dem Paderborner Modell - ein Königsweg zur Selbsthilfe. (Hrsg.: Deutsches Lauftherapiezentrum) Bad Lippspringe: Deutsches Lauftherapiezentrum e.V., S. 89-100

Schüler, W.W.: Die Publikationen des Deutschen Lauftherapiezentrums - eine kommentierte Auswahl. In: Weber, A., Richter, K. & Schüler, W.W.: Lauftherapie nach dem Paderborner Modell - ein Königsweg zur Selbsthilfe. (Hrsg.: Deutsches Lauftherapiezentrum) Bad Lippspringe: Deutsches Lauftherapiezentrum e.V., S. 101-111

Schüler, W.W.: Buchbesprechung: The Joy of Running - überarbeitete und erweiterte Neuausgabe des US-Klassikers. http://www.lauftherapie-vdl.de/joomla/index.php/de/lauftherapie-artikel-bücher-studien-rezensionen/130-vdl-rezensionen-kostrubala-the-joy-of-running.html (abgerufen: Juli 2013)

Schüler, W.W.: Buchbesprechung: Lauftherapie nach dem Paderborner Modell - ein Königsweg zur Selbsthilfe. http://www.lauftherapie-vdl.de/joomla/index.php/de/lauftherapie-artikel-bücher-studien-rezensionen/129-vdl-rezensionen-lauftherapie-nach-dem-paderborner-modell.html (abgerufen: Juli 2013)

Schüler, W.W.: Prof. Dr. Ulrich Bartmann. (LT Wegbereiter Förderer) http://www.lauftherapie-vdl.de/joomla/index.php/de/ lauftherapie-wegbereiter-förderer/131-dr-ulrich-bartmann-dgvt.html (abgerufen: August 2013)

Schüler, W.W.: US-Klassiker neu aufgelegt: "The Joy of Running". Condition, 44. Jg., H. 9, S. 44

Schüler, W.W.: Deutsches Lauftherapiezentrum feierte 25-jähriges Bestehen. Condition, 44. Jg., H. 10, S. 43

Schüler, W.W.: Why most running therapists are german. In: Kostrubala, T. & Kostrubala, T.: The Joy of Running 2: Paleoanalysis & running therapy. Santa Fe, NM: Ora Press (eBuch, p. 1640-1739) - November

Schüler, W.W.: Why most running therapists are german. In: Kostrubala, T. & Kostrubala, T.: The Joy of Running 2: Paleoanalysis & running therapy. Santa Fe, NM: Ora Press, S. 171-179 - Dezember

Weber, A., Richter, K. & Schüler, W. W.: Literatur für Kursantinnen / Kursanten in der Aus- und Weiterbildung des Deutschen Lauftherapiezentrums (DLZ). DLZ-Rundschau, 25. Jg., H. 49/50, S. 18-19

Schüler, W.W.: Wo die Lauftherapie zu Hause ist - Deutsches Lauftherapiezentrum, 25 Jahre alt. (Gekürzte Fassung des Festvortrages, gehalten am 15. Juni 2013, im Rahmen der 25-Jahr-Feier) DLZ-Rundschau, 25. Jg., H. 49/50, S. 22-25

Schüler, W.W.: Buchbesprechung: Thaddeus Kostrubala. The Joy of Running. Ora Press, Santa Fe, 2013. DLZ-Rundschau, 25. Jg., H. 49/50, S. 51

Schüler, W.W.: Buchbesprechung: Thor Gotaas: Laufen. Von den Wettkämpfen der Antike zu den Städtemarathons von heute. Delius Klasing Verlag, Bielefeld, 2012. DLZ-Rundschau, 25. Jg., H. 49/50, S. 52

Schüler, W.W.: Buchbesprechung: Alexander Weber, Klaus Richter und Wolfgang W. Schüler: Lauftherapie nach dem Paderborner Modell - ein Königsweg zur Selbsthilfe. Deutsches Lauftherapiezentrum e. V. (Hrsg.), 2013. DLZ-Rundschau, 25. Jg., H. 49/50, S. 53

2012

Schüler, W.W.: Kinderlauftreffs - von D wie Darmstadt bis V wie Vlotho. Condition, 43. Jg., H. 4, S. 62

Schüler, W.W. (Hrsg.): Laufende Begegnungen. Ein Lesebuch zum 75. Geburtstag von Prof. Dr. Alexander Weber. Berlin: Pro Business (266 S.) - Hardcover

Schüler, W.W.: With a little help from my friends: Mein Weg zum Laufen und zur Lauftherapie. Schüler, W. W. (Hrsg.), S. 164-205

Schüler, W.W.: Lauftraining als Bestandteil des Handballtrainings mit Kindern - inwieweit nutzbringend und attraktiv gestaltbar? Vortrag im Rahmen der Fortbildung für Trainer/Übungsleiter Handball, veranstaltet vom PSV Grün-Weiß Wiesbaden am 18.08.2012 in der Hessischen Polizeiakademie, Wiesbaden. Vervielfältigtes Manuskript

Schüler, W.W.: Buchbesprechung: Stoll, O. & Ziemainz, H.: Laufen psychotherapeutisch nutzen - Grundlagen, Praxis, Grenzen. Berlin, Heidelberg: Springer, 2012. http://www.lauftherapie-vdl.de/joomla/index.php/de/lauftherapie-studien-veröffentlichungen/82-springer-verlag-stoll-ziemainz-laufen-psychotherapeutisch-nutzen (abgerufen: Oktober 2012)

Schüler, W.W.: California Dreamin' - mit den Augen eines Lauftherapeuten. Condition, 43. Jg., H. 11, S. 40-41

Schüler, W.W.: Buchbesprechung: Strunz, U: laufend gesund. München: Wilhelm Heyne, 2012. http://lauftherapie-vdl.de/joomla/index.php/de/lauftherapie-artikel-bücher-studien-rezensionen/107-vdl-rezensionen-strunz-laufend-gesund (abgerufen: Oktober 2012)

Schüler, W.W.: Buchbesprechung: DLZ-Rundschau (Hrsg.: Der Vorstand des Deutschen Lauftherapiezentrums), 23. Jg., Heft 45/46, 2011/12. http://lauftherapie-vdl.de/joomla/index.php/de/lauftherapie-artikel-bücher-studien-rezensionen/... (abgerufen: Oktober 2012)

Schüler, W.W.: Zur Bedeutung der Lauftherapie für die Gesundheit. Vortrag zur Eröffnung von Kurs 5 - Aus- und Weiterbildung zum/r Laufpädagogen/in

(DLZ) und von Kurs XXII - Aus- und Weiterbildung zum/r Lauftherapeuten/in (DLZ), 30. März 2012, Bad Lippspringe. DLZ-Rundschau, 24. Jg., H. 47/48, S. 24-29

2011

Schüler, W.W.: Ausbildung zur Lauftherapeutin / zum Lauftherapeuten (DLZ) - Eintritt ins dritte Jahrzehnt. http://www.laufreport.de/nachrichten/dlz11/dlz11.htm (abgerufen: Januar 2011)

Schüler, W.W.: Vor 20 Jahren eröffnet: Aus- und Weiterbildung in der Lauftherapie. http://www.lauftherapie-vdl.de/index.php?id=108 (angerufen: Februar 2011)

Schüler, W.W.: Vor 20 Jahren eröffnet: Aus- und Weiterbildung in der Lauftherapie. http://www.lauftherapiezentrum.de/pix/news/Ausbilddung_DLZ.pdf (abgerufen: März 2011)

Schüler, W.W.: Ausbildung zur Lauftherapeutin / zum Lauftherapeuten (DLZ) - Eintritt ins dritte Jahrzehnt. http://www.lauftherapiezentrum.de/pix/news/drittes_Jahrzehnt.pdf (abgerufen: März 2011)

Schüler, W.W.: Weiterbildung zur Lauftherapeutin/zum Lauftherapeuten (DLZ): Seit 20 Jahren „am Laufen". Condition, 42. Jg., H. 4, S. 52-53

Schüler, W.W.: Buchbesprechung: Galloway, J.: Laufen - ein Leben lang. Vitalität steigern, Gesundheit erhalten, verletzungsfrei ... Meyer & Meyer Verlag, 2011. http://www.lauftherapie-vdl.de/index.php?id=40 (abgerufen: August 2011)

Schüler, W.W.: Rezension: Bartmann, U. (Hrsg.): Fortschritte in Lauftherapie, Band 3. Schwerpunktthema: Lauftherapie bei Abhängigkeiten. Tübingen: dgvt, 2011. http://www.lauftherapie-vdl.de/index.php?id=40 (abgerufen: November 2011)

Schüler, W.W., Weber, A.: Klaus Richter zum Fünfundsiebzigsten. DLZ-Rundschau, 23. Jg., H. 45/46, S. 10

Jacobs, H., Schüler, W.W.: Lauftherapie in den Niederlanden - eine Annäherung. DLZ-Rundschau, 23. Jg., H. 45/46, S. 40-43

Behr, S., Schüler, W.W.: Zur Beitragsfähigkeit der Lauftherapie bei Angststörungen im Kindes- und Jugendalter. DLZ-Rundschau, 23. Jg., H. 45/46, S. 44-57

2010

Schüler, W.W.: Dokumentarfilmer Michael Schwarz traf Läufer Horst Preisler: Videoinstallation „Lebenslauf" - jetzt preisgekrönt. http://www.laufreport.de/nachrichten/lebenslauf/index3.htm (abgerufen: März 2010)

Schüler, W.W.: A Look at Europe: The Training of Running Therapists in Germany is Expanding. http://runningtherapy.webs.com/bibliography.htm (Website der "Bangalore Association of Running Therapy/BART", Indien) (abgerufen: August 2010)

Schüler, W.W.: 22. September 2010: Pionier der Lauftherapie feiert 80. Geburtstag! Für und über Thaddeus L. Kostrubala. http://www.lauftherapie-vdl.de/index.php?id=104 (abgerufen: September 2010)

Schüler, W.W.: September 22nd, 2010: Pioneer of running therapy celebrates his 80th birthday: An article for and about Thaddeus L. Kostrubala, M.D. Vervielfältigtes Manuskript

Schüler, W.W.: Thaddeus L. Kostrubala, Wegbereiter der Lauftherapie, ist 80 - Fakten, Anekdoten, Zusammenhänge eines bewegten Lebens. DLZ-Rundschau, 22. Jg., H. 43/44, S. 40-48

2009

Kostrubala, T., Schüler, W.W.: Wege zum Lauftherapeuten. Anstöße und Entwicklungen in Deutschland und den USA. http://www.lauftherapie-vdl.de/index.php?id=9 (abgerufen: März 2009)

Kostrubala, T., Schüler, W.W.: Ways to become a Running Therapist - Impulses and Developments in Germany and the USA. In: http://www.kostrubala.com/running-therapy / http://www.kostrubala.com/download.php?id=178 (abgerufen: März 2009)

Schüler, W.W.: Kommunalperspektivischer Ansatz der Förderung von Problemschülern durch Ausdauersport Laufen - „Students Run L.A.", ein U.S.-amerikanisches Erfolgsmodell. DLZ-Rundschau, 21. Jg., H. 41/42, S. 32-36

Schüler, W.W.: Gerhard Uhlenbruck, Wegbereiter der Lauftherapie, ist 80 - Fakten, Anekdoten, Zusammenhänge eines bewegten Lebens. DLZ-Rundschau, 21. Jg., H. 41/42, S. 37-40

Schüler, W.W.: Spurensuche (2): Erziehungsrezept „Laufen" im Philantropismus. Zum 250. Geburtstag von Johann Christoph Friedrich GutsMuths. DLZ-Rundschau, 21. Jg., H. 41/42, S. 41-45

Schüler, W.W.: Videoinstallation „Lebenslauf" - eine künstlerische Annäherung an den Läufer Horst Preisler. DLZ-Rundschau, 21. Jg., H. 41/42, S. 46-47

Schüler, W.W.: 15 Jahre Verband der Lauftherapeuten (VDL). Laudatio, gehalten auf der Mitgliederversammlung des VDL am 21.11.2009 in Bad Lippspringe. http://www.lauftherapie-vdl.de/index.php?id=85 (abgerufen: November 2009)

2008

Weber, A., Schüler, W.W. (Hrsg.): Warum Cooper Aerobics erfand. 11 große Theoretiker der Lauf-Gesundheit. Regensburg: Lauf- und Ausdauersportverlag (LAS). (e-Book)

Schüler, W.W.: Vom Selbstversuch zur Serie: Das Deutsche Lauftherapiezentrum in Bad Lippspringe - 20 Jahre im Dienste der Gesundheit. Laufzeit, 19. Jg., H. 4, S. 20-21

Schüler, W.W.: 20 Jahre Deutsches Lauftherapiezentrum. Eine Erfolgsstory. Condition, 39. Jg., H. 5, S. 48-49

Schüler, W.W.: William J. Bowerman: „Trainiere, aber quäle dich nicht". - Wegbereiter der Lauftherapie (11) DLZ-Rundschau, 20. Jg., H. 39/40, S. 40-44

Schüler, W.W.: In memoriam: Prof. Dr. Ralph S. Paffenbarger, Pionier des Alterslaufs und der Fitness-Bewegung (1922 - 2007). DLZ-Rundschau, 20. Jg., H. 39/40, S. 45-46

Schüler, W.W.: Buchbesprechung: Werner Sonntag: Bieler Juni-Nächte. Der 100-km-Lauf von Biel/Bienne. Facetten eines Laufjubiläums. Ostfildern, 2008: Laufen und Leben. DLZ-Rundschau, 20. Jg., H. 39/40, S. 47-48

Schüler, W.W.: Lauftherapie mit Kindern und Jugendlichen. http://www.lauftherapie-vdl.de/index.php?id=3 (abgerufen: Dezember 2008)

2007

Schüler, W.W.: 25. Athens Classic Marathon, 04.11.2007 - Ich war dabei. DLZ-Rundschau, 19. Jg., H. 37/38, S. 6-8

Schüler, W.W.: „Laufprofessor" Alexander Weber. Eine „Werkschau" anlässlich seines 70. Geburtstages. DLZ-Rundschau, 19. Jg., H. 37/38, S. 21-23

Schüler, W.W.: Spurensuche: Gesundheitsrezept „Laufen" in der Antike. DLZ-Rundschau, 19. Jg., H. 37/38, S. 44-48

Schüler, W.W.: Erfolgsstory. Deutsches Lauftherapiezentrum: „Gesund ist der Mensch von unten nach oben!" 20 Jahre Deutsches Lauftherapiezentrum. Bad Lippspringe. (DVD)

2006

Schüler, W.W.: Veröffentlichungen von und über Alexander Weber. In: Bonnemann, A., Grell, J. & Richter, K. (Hrsg.): Laufen und Lauftherapie. Ein Lesebuch. Regensburg: Lauf- und Ausdauersportverlag (LAS), S. 18-26

Schüler, W.W.: Lauftherapie im Vorschulalter. Versuch einer Positionsbestimmung. In: Bonnemann, A., Grell, J. & Richter, K. (Hrsg.): Laufen und Lauftherapie. Ein Lesebuch. Regensburg: Lauf- und Ausdauersportverlag (LAS), S. 70-82

Schüler, W.W.: Das Wort zum Sonntag. Prominenter Ultralangläufer und Laufbuchautor, 80 Jahre. http://www.laufreport.de/impressum/team/sonntag/sonntag.htm (abgerufen: Juni 2006)

Schüler, W.W.: Das Wort zum Sonntag. Prominenter Ultralangläufer und Laufbuchautor, 80 Jahre. DLZ-Rundschau, 18. Jg., H. 35, S. 15-20

Schüler, W.W.: Buchbesprechung: Arwed Bonnemann / Jochen Grell / Klaus Richter (Hrsg.): Laufen und Lauftherapie. Ein Lesebuch. Regensburg, 2006: LAS, 226 S. DLZ-Rundschau, 18. Jg., H. 35, S. 52-53

Schüler, W.W.: Unterhaltungsfilm zum Thema „Laufen": Saint Ralph. Wunder sind möglich. Alliance Atlantis- & Amaze-Film, Kanada 2004. DLZ-Rundschau, 18. Jg., H. 35, S. 54-56

Schüler, W.W.: (2006) Rezension: Arwed Bonnemann / Jochen Grell / Klaus Richter (Hrsg.): Laufen und Lauftherapie. Ein Lesebuch. Regensburg, 2006: LAS,

226 S. http://www.laufreport.de/vermischtes/buch/buch.htm (abgerufen: November 2006)

Schüler, W.W.: „Gesund und leistungsfähig bis ins hohe Alter" - Wildor Hollmanns aktuelles Buch, Leben und Werk. DLZ-Rundschau, 18. Jg., H. 36, S. 42-46

2005

Schüler, W.W., Rosendahl, H.: Verband Deutscher Lauftherapeuten (VDL) - 10 Jahre alt. DLZ-Rundschau, 17. Jg., H. 33, S. 8-9

Schüler, W.W.: Arthur Lydiard - "Je mehr Sie investieren, desto höher sind die Zinsen" - Wegbereiter der Lauftherapie (10) DLZ-Rundschau, 17. Jg., H. 33, S. 26-31

Weber, A., Schüler, W.W.: Warum Cooper Aerobics erfand. 11 große Theoretiker der Lauf-Gesundheit. Regensburg: Lauf- und Ausdauersportverlag (LAS) (186 S.) - Paperback

Schüler, W.W.: Kenneth H. Cooper: Ein Gramm Prävention ist mehr als ein Pfund Therapie. (überarbeitet) In: Weber, A. & Schüler, W. W. (Hrsg.), S. 31-44

Schüler, W.W.: Arthur Lydiard: Je mehr Sie investieren, desto höher sind die Zinsen. In: Weber, A. & Schüler, W. W. (Hrsg.), S. 45-53

Schüler, W.W.: John H. Greist: Laufen gegen depressive Verstimmung. (überarbeitet) In: Weber, A. & Schüler, W. W. (Hrsg.), S. 55-64

Schüler, W.W.: Thaddeus Kostrubala: Ich war der Normaltyp des Hochgefährdeten. (überarbeitet) In: Weber, A. & Schüler, W. W. (Hrsg.), S. 65-70

Schüler, W.W.: Alexander Weber: Laufen ist das, was jeder Einzelne daraus macht. In: Weber, A. & Schüler, W. W. (Hrsg.), S. 81-102

Schüler, W.W.: Gerhard Uhlenbruck: Ausdauersport trainiert das Immunsystem. (überarbeitet) In: Weber, A. & Schüler, W. W. (Hrsg.), S. 117-132

Schüler, W.W.: Buchbesprechung: Prof. Dr. Alexander Weber & Wolfgang W. Schüler: Warum Cooper Aerobics erfand. 11 große Theoretiker der Lauf-Gesundheit. Regensburg: LAS-Verlag, 2005, 186 S. DLZ-Rundschau, 17. Jg., H. 34, S. 50

2004

Schüler, W.W.: Wolfgang W. Schüler. - DLZ-Dozenten im Kurzportrait. DLZ-Rundschau, 16. Jg., H. 31, S. 6-7

Klaus Richter (sic!): Buchbesprechung: Therese Aigner, Barbara Mauritsch-Bein & Werner Petermandl: Laufen. Texte, Übersetzungen, Kommentar. (Quellendokumentation zur Gymnastik und Agonistik im Altertum, Bd. 7) Wien, Köln, Weimar, 2002: Böhlau Verlag, 583 S. DLZ-Rundschau, 16. Jg., H. 32, S. 49-50

2003

Schüler, W.W.: Gerhard Uhlenbruck: "Jeder Infekt trainiert das Immunsystem. An die Stelle des Infekts setzen wir den Ausdauersport". - Wegbereiter der Lauftherapie (6) DLZ-Rundschau, 15. Jg., H. 30, S. 36-43

2002

Schüler, W.W.: Werbung für das DLZ in Ost und West. DLZ-Rundschau, 14. Jg., H. 27, S. 8

Schüler, W.W., Richter, K.: Gesund durch Laufen. Bibliografie deutschsprachiger Literatur. Prof. Dr. Alexander Weber zum 65. Geburtstag. Wiesbaden: Thorsten Reiß Verlag (84 S.)

Schüler, W.W.: John H. Greist: "Laufen ist eine effektive Ergänzung zur Psychotherapie, um depressive Patienten zu behandeln". - Wegbereiter der Lauftherapie (5) DLZ-Rundschau, 14. Jg., H. 28, S. 40-45

Schüler, W.W.: Wie aktuell ist John H. Greist? Ein Kommentar. DLZ-Rundschau, 14. Jg., H. 28, S. 45

2001

Schüler, W.W.: Kenneth H. Cooper: "Ich sage immer: ein Gramm Prävention ist mehr als ein Pfund Therapie". - Wegbereiter der Lauftherapie (3) DLZ-Rundscha1u, 13. Jg., H. 25, S. 24-32

Schüler, W.W.: 25 Ausgaben DLZ-Rundschau 1988 – 2001. Autoren-, Sach- und Personenregister. (78 S.) Beilage der DLZ-Rundschau, 13. Jg., H. 26

2000

Schüler, W.W.: Thaddeus Kostrubala: "Ich war der Normaltyp des Hochgefährdeten" - Wegbereiter der Lauftherapie (1) DLZ-Rundschau, 12. Jg., Ausg. 23, S. 20-22

Schüler, W.W.: Workshop „Entwicklungsförderung durch Bewegung und Sport - aufgezeigt am Beispiel des Dauerlaufs". Offener Kanal Oldenburg: Bundestagung für Tagesgruppen (IGfH): Baukasten Tagesgruppe: Vielfalt - Chancen - Grenzen. 30.03. - 01.04.2000. Oldenburg (Film)

Schüler, W.W.: Bundestagung mit Lauftherapie-Workshop. DLZ-Rundschau, 12. Jg., H. 24, S. 10

1999

Bücken, F-J., Krüger, M., Richter, K., Schüler, W.W.: Laufen als Therapie: Überlegungen zum Therapiebegriff. DLZ-Rundschau, 11. Jg., Ausg. 21, S. 24-25

Schüler, W.W.: Zur lauftherapeutischen Beeinflussung von Verhaltensstörungen bei Kindern und Jugendlichen - aufgezeigt an US-amerikanischen Untersuchungen. In: Weber, A. (Hrsg.): Hilf dir selbst: Laufe! Paderborn: Junfermann, S. 264-274

Schüler, W.W.: Lauftherapie mit verhaltensauffälligen Kindern und Jugendlichen: Laufen - keine bittere Medizin! DLZ-Rundschau, 11. Jg., Ausg. 22, S. 12-13

1998

Schüler, W.W.: Lauftherapie mit Kindern und Jugendlichen. Plädoyer für ein offenes Praxiskonzept. DLZ-Rundschau, 10. Jg., Ausg. 20, S. 2-8

1997

Schüler, W.W., Leonhardt, J., Hillnhütter, E.G.: Lauftherapeuten (DLZ) befragt: Nach der Ausbildung der Sprung in die Praxis. DLZ-Rundschau, 9. Jg., Ausg. 17, S. 27-29

Schüler, W.W.: Stadtteilkonferenz - Austausch und Vernetzung im Bereich der Jugendhilfe der Tagesheimgruppe Biebrich. EVIM im Blick (Hrsg.: Ev. Verein für Innere Mission in Nassau), Nr. 1, Juni, S. 2

1996

Schüler, W.W.: Lauftherapie bei verhaltensauffälligen Kindern und Jugendlichen. Begründungen - Bausteine - Konzeptentwurf. (Praxis-Reihe >Lauftherapie<, Bd. 3; Hrsg.: Deutsches Lauftherapiezentrum) Oberhaching: Gesundheits-Dialog Verlag (192 S.) - Paperback

Schüler, W.W.: Montessori-Pädagogik in der Erziehungshilfe - ein gangbarer Weg? Das Kind. Halbjahrsschrift für Montessori-Pädagogik, (Hrsg.: Deutsche Montessori Gesellschaft), H. 20, S. 99-106

1995

Schüler, W.W.: Hilfe zur Erziehung in einer Tagesgruppe. Zur Konstruktion des Arbeitsfeldes Gruppe am Beispiel der THG Biebrich. - Kleine Schriften zur Sozialpädagogischen Praxis - Wiesbaden: Thorsten Reiß Verlag (30 S.)

Schüler, W.W.: Montessori-Pädagogik in der Jugendhilfe am Beispiel der Tagesheimgruppe Biebrich im Jugendhilfeverbund EVIM, Wiesbaden. Referat gehalten im Montessori-Arbeitskreis des Jugendamtes Wiesbaden am 4. September 1995. vervielfältigtes Manuskript Titel aufgenommen in: Böhm, W. (Hrsg.): Maria Montessori Bibliographie 1896-1996. Internationale Bibliographie der Schriften und der Forschungsliteratur. Bad Heilbrunn: Julius Klinkhardt Verlag, 1999, S. 398

Schüler, W.W., Figgen, W.: Zeugnis für das Deutsche Lauftherapiezentrum e. V. DLZ-Rundschau, Ausg. 13, S. 16-17

Schüler, W.W.: Grundlegung der Lauftherapie mit verhaltensauffälligen Kindern und Jugendlichen - eine Zusammenfassung. DLZ-Rundschau, Ausg. 13, S. 23

1994

Weber, A., Schüler, W.W.: Feierliche Eröffnung. Der 4. Aus- und Weiterbildungskurs für angehende Lauftherapeutinnen und Lauftherapeuten ging am 15. April 1994 an den Start. DLZ-Rundschau, Ausg. 12, S. 4

1991

Schüler, W.W.: Wiesbadener City-Lauf. Sport special / Condition, 22. Jg., H. 5, S. 39

Schüler, W.W.: Sozialpädagogische Intervention durch Sport - dargestellt am Beispiel des Langstreckenlaufs. Eine empirische Untersuchung an Kindern und Jugendlichen im Heim. Berlin: Edition Marhold im Wissenschaftsverlag Volker Spiess (128 S.) - Paperback

1990

Schüler, W.W.: Marathonläufe 1989 in der DDR. Condition, 21. Jg., H. 2, S. 33

Schüler, W.W.: Wiesbadener City-Lauf '90. Condition, 21. Jg., H. 5, S. 19

Schüler, W.W.: Bestzeiten verschwitzt. 7. Marathon international de Reims. Spiridon, H. 11, S. 32

1989

Schüler, W.W.: Marathonläufe in der DDR - ein Überblick (I). Condition, 20. Jg., H. 1, S. 31

Schüler, W.W.: Marathonläufe 1988 in der DDR (II). Condition, 20. Jg., H. 2, S. 30

Schüler, W.W.: 1. Wiesbadener City-Lauf '89. Condition, 20. Jg., H. 3, S. 10

Schüler, W.W.: Marathonläufe 1988 in der DDR (III). Condition, 20. Jg., H. 3, S. 24

Schüler, W.W.: Marathonläufe 1988 in der DDR (IV). Condition, 20. Jg., H. 5, S. 27

Schüler, W.W.: Von Null auf Tausend. 1. Wiesbadener City-Lauf: Neben Masse reichlich Klasse. Condition, 20. Jg., H. 7-8, S. 9

Schüler, W.W.: Vom Winde verweht. 6. Marathon international de Reims. Spiridon, H. 12, S. 66

1988

Schüler, W.W.: DDR-Marathon 1987. Ein Jahresrückblick. Marathon aktuell, 8. Jg., Nr. 2, S. 17-19

Schüler, W.W.: Idee des Lauftreffs vorweggenommen. [Wiesbadener Bürgerinitiative „Lauf dich gesund“] Condition, 19. Jg., H. 3, S. 15-16

Schüler, W.W.: Neue Streckenrekorde. 5. Marathon international de Reims. Spiridon, H. 12, S. 62

1987

Schüler, W.W.: DDR-Marathon 1986. Ein Jahresrückblick. Marathon aktuell, 7. Jg., Nr. 2, S. 11-12

Schüler, W.W.: Zwangspause - aber nicht das Ende. [80-km-Nachtmarsch Wiesbaden] Condition, 18. Jg., H. 3, S. 36

Schüler, W.W.: „You're welcome!“ [Deutsch-amerikanischer Marathon Kaiserslautern] Condition, 18. Jg., H. 6, S. 12

Schüler, W.W.: Ay/Frankreich [Halbmarathon] Marathon aktuell, 7. Jg., Nr. 10, S. 40-41

Schüler, W.W.: OK Danmark Lobet. Überlegene Siege durch Kristensen und Zachariassen. Marathon aktuell, 7. Jg., Nr. 10, S. 44

Schüler, W.W.: Marathonwetter in Odense. Condition, 18. Jg., H. 10, S. 22

Schüler, W.W.: Marathon international de Reims am 18. Oktober 1987. Marathon aktuell, 7. Jg., Nr. 12, S. 9-10

Schüler, W.W.: Das ULL-Buch aus der DDR. Condition, 18. Jg., H. 12, S. 29

1986

Schüler, W.W.: DDR-Marathon 1985. Ein Jahresrückblick. Marathon aktuell, 6. Jg., Nr. 2, S. 10-12

Schüler, W.W.: 100-km-Staffellauf - informiert laufen. Condition, 17. Jg., H. 2, S. 33-34

Schüler, W.W.: Die Türkei laufend erlebt. Condition, 17. Jg., H. 3, S. 45-46

Schüler, W.W.: Ganderkesee am Abend. Condition, 17. Jg., H. 9, S. 24-25

Schüler, W.W.: Berlin/DDR: Friedensmarathon am 30.08.1986. Marathon aktuell, 6. Jg., Nr. 11, S. 51

Schüler, W.W.: Reims/F: „Marathon de Reims" am 19.10.86. Marathon aktuell, 6. Jg., Nr. 12, S. 50

1985

Schüler, W.W.: Ausländerfeindlichkeit: „Geht doch zurück ..." (Leserbrief) Wiesbadener Kurier, 25.01.1985, S. 8

Schüler, W.W.: Zur Situation des Marathonlaufs in der DDR. Bilanz des Jahres 1984. Marathon aktuell, 5. Jg., Nr. 3, S. 23-24

Schüler, W.W.: Kaiserslautern: 4. Deutsch-Amerikanischer Marathon. Marathon aktuell, 5. Jg., Nr. 5, S. 54

Schüler, W.W.: Macht Sucht Beine? Condition, 16. Jg., H. 4, S. 58-60

Schüler, W.W.: Türkei-Notizen: Fragen an Nejat Kök [Vizepräsident des Türkischen Leichtathletik-Verbandes]. Marathon aktuell, 5. Jg., Nr. 9, S. 8

Schüler, W.W.: Wenn Heim-Kinder laufen. Condition, 16. Jg., H. 6, S. 60-61

1984

Schüler, W.W.: Müssen Marathonläufer leiden? Bemerkungen zum Populär-Journalismus. Marathon aktuell, 4. Jg., Nr. 12, S. 36

Schüler, W.W.: Marathon Istanbul. Marathon aktuell, 4. Jg., Nr. 12, S. 43-44

1983

Schüler, W.W.: Neue Medien im Alltag. Eine Herausforderung für die Gewerkschaften und die Sozialarbeit. Diplomarbeit, FH Wiesbaden, FB Sozialwesen. Vervielfältigtes Manuskript

Auswahlbibliografie: Beiträge über den Autor

Sedlmair, E. (2017): Laufen ist sein Leben. Der Wiesbadener Lauftherapeut Wolfgang Schüler schreibt sein zehntes Buch. Wiesbadener Kurier, 19.09.2017, S. 15

Sedlmair, E. (2017): Laufen ist sein Leben. Der Wiesbadener Lauftherapeut Wolfgang Schüler schreibt sein zehntes Buch. http://www.wiesbadener-kurier.de/lokales/wiesbaden/nachrichten-wiesbaden/laufen-ist-sein-leben--der-wiesbadener-lauftherapeut-wolfgang-schueler-schreibt-sein-zehntes-buch_18189554.htm (abgerufen: 19.09.2017)

Bayer, P. (2017): Laufjubiläum mit Buchvorstellung. Seit frühester Jugend 50 Jahre läuferisch aktiv. Laufzeit&Condition, 48. Jg., H. 9, S. 66-67

Schüler, W. W. (2012): With a little help from my friends: Mein Weg zum Laufen und zur Lauftherapie. In: Schüler, W. W. (Hrsg.), Laufende Begegnungen. Berlin, S. 164-205

Schwiddessen, J. (2010): „Teppichpiloten" und Lauflegenden - 3. Wiesbadener Kurier, 15.05.2010, S. 7

Schwiddessen, J. (2010): „Teppichpiloten" und Lauflegenden - 3. http://www.wiesbadener-kurier.de/region/wiesbaden/wiesbaden-extra/print_8898092.htm (abgerufen: 15.05.2010)

Riedmüller, J.-U. (2010): Wolfgang W. Schüler - 25 Jahre Engagement in der Lauftherapie (1985 - 2010). http://lauftherapie-vdl.de/index.php?id=100 - http://lauftherapie-vdl.de/de/lauftherapie-wegbereiter-förderer/110-wolfgang-w-schueler (abgerufen: 25.03.2010)

Richter, K. & Weber, A. (2008): Gratulation zum 50. Geburtstag von Wolfgang W. Schüler. DLZ-Rundschau, 20. Jg., H. 39/40, S. 13

Schüler, W. W. (2008): Botschafter Wolfgang aus Wiesbaden. (Reihe: Laufbotschafter. http://rono-innovations.de/news_botschafter.php (abgerufen: 23.04.2008)

Schüler, W. W. (2008): „Alle Wege führen nach Rom", manche nach Bad Lippspringe. Kurzvortrag zu „Was ich mit dem DLZ verbinde" anlässlich der Jubiläumsfeier zum 20jährigen Bestehen des Deutschen Lauftherapiezentrums e. V. am 4. April 2008 in Bad Lippspringe. Vervielfältigtes Manuskript

Schüler, W. W. (2004): Wolfgang W. Schüler. (Reihe: DLZ-Dozenten im Selbstportrait). DLZ-Rundschau, 16. Jg., H. 31, S. 6-7

Reinmuth, M. (2004): Wolfgang W. Schüler - Sozialpädagogische Intervention durch Sport. (Mitglied des Monats) Condition, H. 6, S. 51

Reinmuth, M. (2004): Wolfgang W. Schüler - Sozialpädagogische Intervention durch Sport. (Mitgliederportraits) http://igl-ev.de/schueler.HTML

Wenn der Vater mit dem Sohne - Ein Nachwort

In dem Film „Wenn der Vater mit dem Sohne“ mit Heinz Rühmann aus dem Jahre 1955 geht es um die Lebensgeschichte eines Clowns, der lange Zeit mit seinem Sohn aufgetreten war und große Erfolge feierte, bis sein Sohn starb und der Vater daraufhin seine Karriere beendete.

Klaus Richter, mein Vater und Mitherausgeber des Buches, das Sie jetzt in Händen halten, starb plötzlich und unerwartet während unserer Zusammenarbeit kurz vor der Fertigstellung dieses Werkes, auf einer seiner vielen Reisen im August 2018. Noch am Vormittag seines Todestages - des 5. August 2018 - schickte ich ihm die letzte Version zum Korrekturlesen.

Bei meinem Vater kam ab Mitte 40 die Laufbegeisterung auf, aber sofort mit einer Leidenschaft, die mich irgendwann mitgerissen hat. Natürlich war bei einem damals 14-jährigen wie mir sanfter Druck notwendig, um mich davon zu überzeugen, dass Laufen Spaß macht. Aber schon nach kurzer Zeit hatte es mich gepackt, und wir trainierten gemeinsam und bestritten sogar gemeinsame Wettkämpfe auf Strecken bis hin zum Marathon.

Für mich gab es nichts Schöneres als nach einer glücklichen Kindheit in dieser Lebensphase mit meinem Vater eine gemeinsame Leidenschaft zu teilen und ihn plötzlich als Trainingspartner und Coach sehen zu können. Denn natürlich lief ich ihm aufgrund des gottgegebenen Altersunterschieds nach einiger Zeit im Wettkampf weg.

Ich, der bis heute immer nur leistungsorientierte Läufer, sah meinen Vater plötzlich immer langsamer laufen, nicht aus Altersschwäche, was ja noch verzeihbar gewesen wäre, nein, sogar mit einem festen Ziel vor Augen: Er wollte im Rahmen des DLZ Nicht-Läufer zu Läufern zu machen oder zumindest in ihnen den Spaß an der Bewegung wecken. „Nur noch“ gesundheitsorientiertes Laufen? Für mich unvorstellbar, aber trotzdem auf eine gewisse Weise bewundernswert.

Es folgte eine Zeit, in der mein Vater und ich läuferisch „getrennte“ Wege gingen. Die Zahl meiner Trainingskilometer und Wettkämpfe stieg in etwa so stark wie die Zahl seiner Veröffentlichungen und Tätigkeiten im und rund um das DLZ. Immer von beidseitiger Wertschätzung geprägt, verfolgte jeder die läuferische „Karriere“ des anderen.

Bis das Schicksal uns auch am DLZ zusammenführte. Ich beschloss, mich für die Leitung eines Betriebssport-Programms innerhalb unseres Unternehmens zuvor zum Laufgruppenleiter (DLZ) ausbilden zu lassen und erlebte zum ersten Mal meinen Vater als Dozenten des DLZ.

Kurze Zeit später hatte mich mein Vater auch mit dieser Leidenschaft - das gesundheitsorientierte Laufen im Sinne des Deutschen Lauftherapiezentrums zu fördern - angesteckt. Schon bald konzipierten wir ein gemeinsames Seminar im Rahmen der Ausbildung der Lauftherapeuten und arbeiteten an gemeinsamen Buchprojekten.

Die Zusammenarbeit im und um das DLZ hat unserer Vater-Sohn-Beziehung noch einmal eine ganz neue Perspektive gegeben. Gleichberechtigt an Projekten und in Seminaren als Dozenten zusammen zu arbeiten, war eine völlig neue Erfahrung für uns beide.

Es ist durchaus nachvollziehbar, dass der von Heinz Rühmann dargestellte Clown nach dem Tod seines Sohnes im o.g. Film seine Karriere beendete. Sicher hat ihn die Liebe zu seinem Sohn so sehr erfüllt, dass er sich seinen Beruf ohne ihn nicht mehr vorstellen konnte.

Für mich hingegen war klar, dass ich nicht nur dieses Buch zu Ehren Wolfgang W. Schülers, des langjährigen Weggefährten und Freundes meines Vaters zu Ende bringen würde. Nein, auch die laufenden und geplanten Projekte werde ich in seinem Sinne weiterführen.

Als für das Requiem meines Vaters ein Redner gesucht wurde, der das Talent Klaus Richters als Läufer und Lauftherapeut umschreiben könne, fiel die Wahl auf Wolfgang W. Schüler. Das Ergebnis war eine - wie von ihm nicht anders gewohnt - druckreife aber dadurch nicht weniger persönlich formulierte Rede, von der ich mir erlaube, sie im Folgenden als Teil eines VDL-Sonderbriefes in diesem Band mit abzudrucken. Sie zeichnet noch einmal die vielen Stationen von Klaus Richter am DLZ nach.

Ich bin mir sicher: Alle Lauftherapeuten und Freunde des DLZ, ob sie Klaus Richter als Dozenten, Kollegen oder einfach nur als Freund erlebt haben, werden ihn vermutlich hauptsächlich fachlich kompetent, offenherzig, einfühlsam und humorvoll in Erinnerung behalten. Und egal, wo er nun weiterläuft, er wird „bei jedem Wetter" eine Mütze aufsetzen, immer seinem Lauf(-therapie)-Prinzip treu bleibend: „Nie oben ohne!".

Raphael Richter
(Münster, im August 2018)

In memoriam: Lauftherapeut und Dozent für Lauftherapie (DLZ) Dr. Klaus Richter

von Wolfgang W. Schüler (2018)

Original: Verband der Lauftherapeuten (Hrsg.): VDL-Sonderbrief vom 20.08.2018, S. 5-8

Klaus Richter ist am 5. August 2018 überraschend gestorben. Er befand sich auf dem Rückweg von der „Salzburger Hochschulwoche", die er Jahr für Jahr mit Ehefrau Christel Richter besuchte, als er aus dem Leben gerissen wurde. Die Anteilnahme und Trauer in der katholischen Kirche in Menden und im Erzbistum Paderborn wie auch im Deutschen Lauftherapiezentrum in Bad Lippspringe könnten kaum größer sein. Unter anderem wirkte der 81jährige bis heute über 45 Jahre als ständiger Diakon und 25 Jahre als Dozent für Lauftherapie. Er gehörte 1971 im Erzbistum Paderborn zum ersten Weihegang ständiger Diakone und 1993 am Deutschen Lauftherapiezentrum zu den ersten ausgebildeten Lauftherapeuten. Kein/e Lauftherapeut/in (DLZ), der/die Klaus Richter nicht als Mitabsolventen oder als Dozenten der Ausbildung erlebt hat. Im Requiem am 14.08.2018 in der Pfarrkirche St. Josef in Menden-Lendringsen wurden – unter großer öffentlicher Anteilnahme – die Verdienste des promovierten Theologen gewürdigt. Eine der Reden, die von Wolfgang Schüler stammt, beschrieb Klaus Richter als Lauftherapeuten; sie ist nachfolgend wiedergegeben.

Rede zum Requiem am 14.08.2018 in der Pfarrkirche St. Josef zu Menden-Lendringsen

Wie groß war die Wahrscheinlichkeit, Klaus Richter im Laufdress zu begegnen? Sehr groß – denn das Laufen war Teil seines Alltags. Vierzig Jahre lang schnürte er regelmäßig die Laufschuhe und drehte seine Runden in und um Menden, für sich oder mit anderen.

Er kannte aus Erfahrung die verschiedenen Seiten des Laufens – ob als sportliches Training oder als gesundheitsorientierte Übung. Doch statt des olympischen „citius, altius, fortius" zitierte er – für Läuferohren kaum vertraut – Teresa von Avila mit „Tu deinem Leib Gutes, damit deine Seele Lust hat, darin zu wohnen."

Klaus Richters' Botschaft war die der achtsamen Haltung zu sich selbst. Des verantwortlichen Umgangs mit dem Körper und dessen Bedürfnis nach Bewegung. Langsames, ausdauerndes Laufen als Erfahrungsraum, um sich selbst wie auch Gott und der Welt nahe zu kommen. Gleichlautend schrieb Ludwig Schick, Erzbischof von Bamberg und selbst Läufer, in seinem Beitrag für ein von Klaus Richter herausgegebenes Laufbuch: „Beim Laufen erwachen mit dem Körper auch Geist und Seele" und „Das Laufen hält mich in Takt, Schritt für Schritt [...]" (Schick 2017, beide S. 68).

Als vor wenigen Jahren begleitend zur Aufführung eines Martin-Musicals Schülerinnen des Hönne-Berufskollegs Menden mit ihrer Fach- und ihrer Religionslehrerin aus gespendeten Kleidungsstücken einen überdimensionalen Martinsmantel fertigten, war auch ein Textil von Klaus Richter dabei, und zwar ein Baumwoll-T-Shirt aus den frühen 1990er Jahren mit dem Emblem des Deutschen Lauftherapiezentrums (DLZ).

In seiner Begründung schrieb Klaus Richter, dass das Kennenlernen des DLZ in Bad Lippspringe und dessen Gründers Professor Alexander Weber einen Wendepunkt in seinem Läuferleben markierte: die endgültige Abkehr vom „wettbewerbsorientierten Rennen", die ausschließliche Hinwendung zu einem Laufen für Wohlbefinden und seelische Ausgeglichenheit (Richter 2016, S. 68).

Von 1991 bis 1993 absolvierte Klaus Richter am Deutschen Lauftherapiezentrum die Ausbildung zum Lauftherapeuten. Was diese in ihm anstieß: Er vollzog am DLZ den Rollentausch und avancierte zum Dozenten, zuletzt für verschiedene Lehrgebiete und mit weitreichendem Stundendeputat. Er wirkte im Vorstand des Instituts und in dessen Ausbildungskommission. Er hielt Kurseröffnungs- und -abschlussreden und publizierte Fachbeiträge und -bücher. Professor Alexander Weber, Begründer der Lauftherapie und Leiter des DLZ, brachte Klaus Richters' Werdegang am Institut einmal so auf den Punkt: „Vom Lehrling zum Meister". (Weber 2016, S. 74)

In der Lauftherapie wird exemplarisch einmal mehr deutlich, was Klaus Richter auszeichnete: die Verbindung und gegenseitige Befruchtung von Themen und Ansätzen. Da ist sein Zusammenführen von Meditation und Laufen zum Meditativen Laufen (Richter 1995). Da ist sein eingebrachtes Wissen als Ernährungsberater und ärztlich geprüfter Fastenleiter in eine erweiterte Lauftherapie, die sogenannte „systemische" (Richter 2013). Last but not least brachte er seine Erfahrungen als Studiendirektor in ein Institut, das ausbildete, ein.

Klaus Richter war und bleibt ein „Vorbild für lauftherapeutisches Denken und Handeln" (Weber 2016, S. 91). Die hohe Qualität seiner Lehre ist allgemein anerkannt. Stets hat er die ihm in seiner Lauftherapiepraxis und -ausbildung Anvertrauten auch mit dem Herzen angesprochen, inspirieren und begeistern können. Die Lücke, die Klaus Richter bundesweit im Bereich der Lauftherapie als Lehrer und Persönlichkeit hinterlässt, ist groß.

Ich selbst durfte Klaus Richter vor 25 Jahren in Laufschuhen kennenlernen - und im Laufe der Jahre erfahren, was es heißt, ihn zum Mentor, Kollegen und Freund zu haben. Es wird in seinem Sinne sein, wenn ich mit Worten von Teresa von Avila schließe: „Wie selten sind doch die Menschen, die das, was sie tun, ganz tun." Klaus Richter war ein solcher Mensch.

Buch über Klaus Richter

Wer mehr - Zwischenmenschliches wie Fachliches - über Klaus Richter erfahren möchte, dem sei das Buch „Klaus Richter - Familienmensch, Theologe, Lauftherapeut" (155 S.) ans Herz gelegt. Es ist 2016 anlässlich seines 80. Geburtstages im Verlag tredition, Hamburg erschienen und enthält Beiträge von Heinz-Jürgen Czerwinski, Christel Richter, Oliver Richter, Dr. Raphael Richter, Wolfgang W. Schüler, Hans Stiefermann und Prof. Dr. Alexander Weber.

Verwendete Literatur

Richter, K. (1995): Meditation und Laufen. Dargestellt an Fallbeispielen aus einer Lauftherapiegruppe. (Hrsg.: Deutsches Lauftherapiezentrum; Praxis-Reihe „Lauftherapie", Bd. 2) Oberhaching: Gesundheits-Dialog-Verlag.

Richter, K. (o. J.) [2013]: Systemische Lauftherapie. In: A. Weber, K. Richter & W. W. Schüler, Lauftherapie nach dem Paderborner Modell - ein Königsweg zur Selbsthilfe (78-88). Bad Lippspringe: Deutsches Lauftherapiezentrum.

Richter, K. (2016): Eine Mantelgeschichte, die eigentlich eine Läufergeschichte ist! In S. Geppert & M. Neuhaus (Hrsg.), Schau mir auf den Mantel, Kleines! Von Mänteln und vom Teilen (67-68). Paderborn: Bonifatius Verlag.

Schick, L. (2017): „Läuft bei mir!" In: W. W. Schüler & K. Richter (Hrsg.), Running forever. Das Geheimnis lebenslangen Laufens (67-72). Hildesheim: Arete Verlag.

Weber, A. (2016): Vom Lehrling zum Meister - Die DLZ-Karriere des Klaus Richter. In R. Richter & W. W. Schüler (Hrsg.), Klaus Richter - Familienmensch, Theologe, Lauftherapeut. Ein Lesebuch (74-93). Hamburg: Verlag tredition.

Über den Jubilar, die Herausgeber und den Verfasser des Geleitwortes

Der Verfasser des Geleitworts

Prof. Dr. Alexander Weber (geb. 1937) wohnt in Bad Lippspringe; Diplom-Psychologe und Pädagoge, von 1974 bis 2002 als Universitätsprofessor an der Uni Paderborn tätig. Seit 1968 aktiver Läufer und Triathlet mit langjähriger Wettkampferfahrung in unterschiedlichen Disziplinen. Mit den Befunden seiner wissenschaftlich begleiteten, experimentell angelegten Laufkurse in den 1980er Jahren legte er den Grundstein für Konzeption und Ziele der Lauftherapie nach dem „Paderborner Modell". 1988 gründete er das Deutsche Lauftherapiezentrum e.V. (DLZ) mit Sitz in Bad Lippspringe, das erste Institut dieser Art in Europa. Mit seinen Mitarbeitern erarbeitete er erstmalig ein Konzept zur Aus- und Weiterbildung von Lauftherapeutinnen und Lauftherapeuten. Seit 1991 wurden bisher am Bad Lippspringer Institut mehr als 7oo Lauftherapeuten und Laufpädagogen aus allen Teilen des deutschsprachigen Raumes ausgebildet. Als „Laufprofessor" wurde Alexander Weber weithin bekannt. Er ist Autor und wiss. Berater bei verschiedenen Fachzeitschriften und Magazinen, Herausgeber der „DLZ-Rundschau" im 29. Jahrgang. Über 300 Publikationen im Themenbereich „Laufen Wohlbefinden", etwa 500 Vorträge, Seminare und Workshops zum Themenkreis „Körperliche Bewegung, Stresskontrolle, Lebensführung, Gruppendynamik".

Die Herausgeber

Klaus Richter, D.Th. (Univ. of South Africa) (1936 - 2018), wohnte in Menden, war Industriekaufmann und wirkte nach Studium der Wirtschaftswissenschaften, Pädagogik und Katholischen Theologie als Studiendirektor an einer berufsbildenden Schule. 45 Jahre lang war er als röm. kath. Diakon tätig. Er lief seit 1978, war Lauftherapeut und Dozent für Lauftherapie (DLZ). Er hatte langjährige Erfahrung in der ZEN-Meditation und gab zusammen mit seiner Frau Meditationskurse. Daneben war er Ernährungsberater und ärztlich geprüfter Fastenleiter (dfa). Er hat mehrere Bücher veröffentlicht, u.a. „Meditation und Laufen" (1995), „Laufen und Lauftherapie" (2006, Hg., zusammen mit A. BONNEMANN und J. GRELL), „Lauftherapie nach dem Paderborner Modell" (2013, zusammen mit A. WEBER und W. W. SCHÜLER). Noch während der Fertigstellung des vorliegenden Buches verstarb er plötzlich und unerwartet am 5. August 2018 auf einer seiner zahlreichen Reisen.

Dr. Raphael Richter (geb. 1969) wohnt in Münster und ist seit 1984 leistungsorientierter Läufer auf allen Langstrecken bis Marathon. Er ist promovierter Mathematiker und leitet aktuell den Standort eines IT-Software-Unternehmens an seinem Wohnort. Neben dieser Beschäftigung ist er als Laufgruppenleiter (DLZ) für Kinder und Betriebssportgruppen sowie als Dozent am Deutschen Lauftherapiezentrum tätig. Zusammen mit Klaus Richter und Wolfgang W. Schüler hat er bereits mehrere Bücher herausgegeben und selbst zahlreiche Fachbeiträge zu verschiedenen Themen des Laufens und der Lauftherapie veröffentlicht.

Der Jubilar

Wolfgang W. Schüler (geb. 1958) wohnt in Wiesbaden, ist Sozialpädagoge (Diplom) und Pädagoge (M.A.) und tätig im Amt für soziale Arbeit Wiesbaden. Er läuft seit 1967, ist Lauftherapeut und Dozent für Lauftherapie (DLZ & I-ART/USA) sowie Running-Guide von sehbehinderten und blinden Läufern (LbB/CH). Er ist Gründungsmitglied des Verbandes der Lauftherapeuten (VDL) und dessen Beauftragter für Internationale Kontakte. Als Autor hat er zahlreiche Artikel und Bücher zum gesundheitsorientierten Laufen und zur Lauftherapie geschrieben bzw. herausgegeben (siehe Bibliografien in diesem Buch).